AF406549

Programa integrado para
el desarrollo de la conciencia
fonológica y del vocabulario
en la lectura inicial

EDICIONES UNIVERSIDAD CATÓLICA DE CHILE
Vicerrectoría de Comunicaciones
Av. Libertador Bernardo O'Higgins 390, Santiago, Chile

editorialedicionesuc@uc.cl
www.ediciones.uc.cl

**Programa integrado para el desarrollo de la conciencia
fonológica y del vocabulario en la lectura inicial**
Zulema De Barbieri O.
Carmen Julia Coloma T.
Carmen Sotomayor E.

© Inscripción N° 298.530
Derechos reservados
Diciembre 2018
ISBN N° 978-956-14-2336-7

Ilustraciones: Elisa Ramírez Coloma
Diseño: Francisca Galilea
Impresión: Imprenta Salesianos S.A.

CIP-Pontificia Universidad Católica de Chile
Programa integrado para el desarrollo de la conciencia
fonológica y del vocabulario en la lectura inicial / Zulema
De Barbieri Ortiz ... [y otros]
1. Fonética.
2. Lenguaje de los niños.
3. Lectura.
I. Barbieri O., Zulema de
2018   414.8+DC 23   RDA

Programa integrado para el desarrollo de la conciencia fonológica y del vocabulario en la lectura inicial

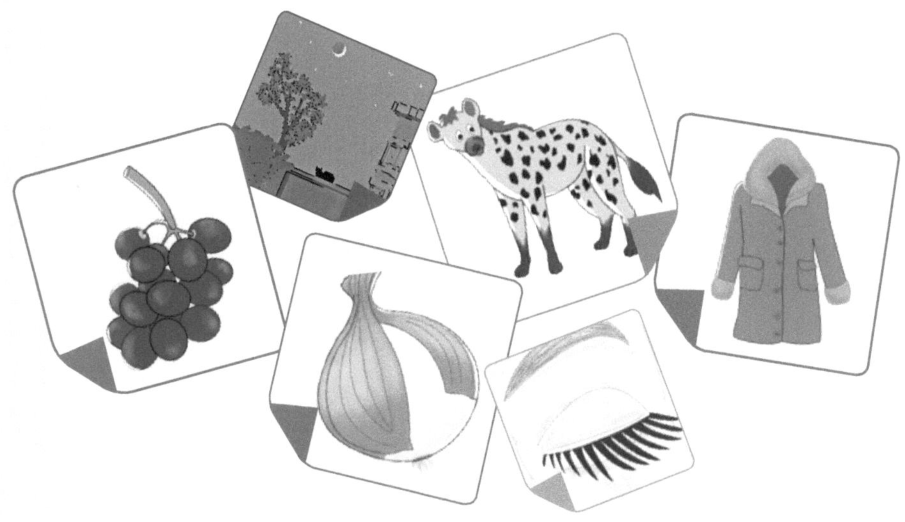

Zulema De Barbieri O.
Carmen Julia Coloma T.
Carmen Sotomayor E.
Sandra Ahumada A.
Bielka Gutiérrez A.
Jacqueline Zúñiga S.

EDICIONES UC

Índice

Introducción

El presente programa tiene como objetivo apoyar el desarrollo de la conciencia fonológica y del vocabulario en escolares de NT1 y NT2. El desarrollo de estas habilidades ayudará a los niños a enfrentar de mejor manera el aprendizaje de la lectura en los primeros años de escolaridad. Se espera que este material permita apoyar a todos los niños y en especial a aquellos que evidencian problemas de lenguaje. El libro está dirigido principalmente a educadoras de párvulos, pero también puede ser útil para el trabajo de fonoaudiólogos, educadores especiales y psicólogos que apoyan el aprendizaje de los niños en la escuela.

Este material surgió a partir de los resultados del proyecto FONDECYT Nº 1130201 "Impacto de la conciencia fonológica, discurso narrativo, léxico y sintaxis compleja en el desempeño lector de niños con TEL de 1º y 2º básico", cuyo objetivo era establecer los predictores lingüísticos para el proceso lector de niños con dificultades de lenguaje. Los resultados mostraron que las habilidades lingüísticas con mayor impacto durante el aprendizaje inicial de la lectura fueron la conciencia fonológica y el vocabulario. De acuerdo a dichos resultados, surgió la iniciativa de crear este programa para ayudar al desarrollo de estas habilidades en la etapa preescolar.

El programa fue probado y validado en aula por tres educadoras, coautoras de este libro. Muchas de sus sugerencias, detectadas en el aula, fueron incorporadas a la versión final. Además, se agregó al texto una sección sobre las experiencias de aprendizaje, tal como las implementaron y recrearon estas docentes.

El programa se propone trabajar las habilidades de vocabulario y conciencia fonológica de manera simultánea. Con este propósito sugiere diversas actividades de identificación y manipulación oral de la sílaba y del fonema para ejercitar la conciencia fonológica. Pero al mismo tiempo, aborda con los estudiantes el significado de las palabras y sus relaciones semánticas. Para ello se anexan láminas que representan los conceptos que se van a trabajar junto con sus respectivas definiciones.

En general, las palabras propuestas son conocidas por los niños. La razón es que el trabajo de vocabulario está enfocado en la profundización de los conceptos representados por estas palabras. Así, a partir de las palabras se abordan diversas habilidades de razonamiento como son: comparaciones, definiciones o clasificaciones.

El programa se compone de dos partes, una de vocabulario y otra de conciencia fonológica. Cada una de ellas contiene objetivos graduados con una actividad de ejemplo como sugerencia para que las educadoras y profesionales de apoyo puedan diseñar otras actividades. De este modo, se espera entregar una herramienta que entregue recursos, pero que permita también la autonomía del educador o educadora.

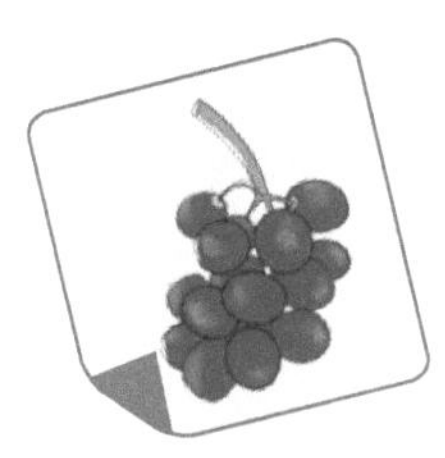

CAPÍTULO I

Fundamentos teóricos

En este capítulo se abordan los conceptos y las características más relevantes de la conciencia fonológica y del vocabulario. Además, se expone la importancia de ambas habilidades para la decodificación o identificación de palabras escritas y para la comprensión lectora.

Se entiende por decodificación la identificación de la palabra escrita mediante la asociación de fonemas a grafemas (Ripoll, 2010). Por su parte, la comprensión lectora es un proceso activo en que el lector interactúa con el texto escrito, con el fin de construir el significado global mediante la elaboración de inferencias (Kintsch y Van Dijk, 1978).

✱ Concepto y características de la conciencia fonológica

La conciencia fonológica es una habilidad metalingüística que se centra en el componente fonológico. Esta habilidad permite a los niños reconocer, identificar o manipular las sílabas y los fonemas constituyentes de las palabras[1] (Ziegler y Goswami, 2005). En consecuencia, es posible identificar una conciencia fonológica de la sílaba y una del fonema.

---

1   Algunos autores consideran la identificación de rima como una habilidad de la conciencia fonológica (Defior, 1994). Sin embargo, se discute considerarla como parte de esta habilidad metalingüística porque parece ser una habilidad perceptiva que no requiere de un análisis fonológico de la palabra (Kolinsky, 1998).

La emergencia de la conciencia fonológica puede ser descrita como un continuo que va desde una sensibilidad superficial de unidades mayores a una sensibilidad profunda de unidades menores (Stanovich, 1992). Al respecto, existe evidencia que muestra que los niños en un principio manejan el nivel de la palabra, luego el de la sílaba y finalmente el del fonema (Anthony et al., 2003). Al aproximarse al desarrollo de la conciencia fonológica considerando la escolaridad, se advierte que la conciencia de la sílaba se manifiesta fundamentalmente en la etapa preescolar y en el periodo escolar se desarrolla la conciencia del fonema (Alegría, Carrillo y Sánchez, 2005; Aguilar, Marchena, Navarro, Menacho y Alcalde, 2011). Este último tipo de habilidad requiere de la decodificación para consolidarse, por lo tanto, su desarrollo está fuertemente determinado por el aprendizaje lector inicial de los niños.

Por otro lado, las distintas tareas de conciencia fonológica evidencian grados de dificultad diferentes y, por ello, su aparición durante el desarrollo es diferente en cada niño. Así, existen tareas pasivas que se caracterizan por identificar las diferencias fonológicas entre las palabras y existen también tareas activas que exigen algún tipo de manipulación sobre las unidades fonológicas de las palabras. Estas últimas presentan un grado de dificultad mayor, ya que requieren del reconocimiento de las unidades fonológicas, la capacidad de analizarlas y de sintetizarlas (de la Calle, Aguilar y Navarro, 2016).

★ Importancia de la conciencia fonológica

La conciencia fonológica, en particular la del fonema, es muy relevante para la decodificación o identificación de palabras escritas (Carrol, Snowling, Hulme y Stevenson, 2003). Además, existe evidencia que muestra una relación causal entre conciencia fonológica y decodificación (Metsala, 1999). Ello porque la decodificación implica la asociación entre fonema y grafema. Lograr dicha asociación requiere que los niños puedan identificar los fonemas que constituyen una palabra. Al respecto, un conjunto importante de investigaciones señala que la conciencia fonológica es un predictor fundamental de la decodificación tanto en niños con desarrollo típico como en niños con dislexia (Rack, Hulme,

Snowling y Wightman, 1994; Wagner y Torgesen, 1987; Bradley y Bryant, 1983; Hatcher, Hulme, y Ellis, 1994; Lundberg, Frost y Peterson, 1988). Por lo tanto, esta habilidad metalingüística debe ser desarrollada con el fin de aportar al aprendizaje de la identificación de la palabra escrita.

★ Concepto y características del vocabulario

El vocabulario o léxico es el conjunto de palabras del que dispone un sujeto para comunicarse. Implica un conocimiento que se traduce en la comprensión de los significados de las palabras (Muter, Snowling y Stevenson, 2004). Se puede distinguir un vocabulario expresivo o activo y uno receptivo o pasivo. El vocabulario expresivo es el que la persona usa en las diferentes instancias de comunicación. En cambio, el vocabulario receptivo corresponde al conjunto de palabras que un sujeto comprende aunque no necesariamente utiliza en su comunicación.

Otra distinción respecto al vocabulario es la referida a su amplitud y profundidad. Dicha distinción está basada en los niveles de representación fonológico y del significado de las palabras. Según esta distinción, los niños pueden conocer una gran cantidad de palabras, porque manejan de ellas la representación fonológica, sin que tengan una representación del significado completa. Esto corresponde a la amplitud del vocabulario. Con el tiempo, los niños van refinando la representación del significado de sus palabras, lo que implica precisar el significado y efectuar relaciones semánticas entre distintas palabras. Este proceso, focalizado en el significado, corresponde a la profundidad del vocabulario (Ouellette, 2006). Desde esta perspectiva, la construcción del vocabulario implica tanto el desarrollo de la amplitud como de la profundidad.

Las teorías sobre el desarrollo del vocabulario coinciden en que el conocimiento de una palabra se adquiere de una manera incremental. En consecuencia, en un principio, este conocimiento de la palabra es inestable y parcial. Además, reconocen que el desarrollo involucra varias dimensiones: la familiaridad de la representación fonológica, las diferentes dimensiones del significado, la exposición de la palabra en distintos contextos lingüísticos[2] y la calidad de la asociación entre el significado y la representación fonológica de la palabra (Frishkoff, Perfetti y Collins-Thompson, 2011). En cuanto al impacto de la calidad del contexto lingüístico en el aprendizaje de palabras, se ha demostrado que aquellas oraciones en que existen más claves informativas permiten al niño extraer con mayor facilidad el significado de una palabra.

El modelo *Experiencia de la Palabra* propuesto por Reichle y Perfetti (2003) postula que el aprendizaje de una palabra implica una serie de experiencias comunicativas donde se escucha o lee una palabra. En estas experiencias se distingue información de tipo focal y de tipo lingüístico contextual. La información de tipo focal es la referida a la representación fonológica y al significado de la palabra. A su vez, la información contextual alude al tipo de oración en que se escuchó o leyó la palabra. Cada experiencia provee una oportunidad para codificar la representación fonológica y el significado de la palabra, originando trazas en la memoria sobre estos aspectos. Es importante destacar que la calidad de las experiencias comunicativas puede ser distinta. Al respecto, se propone que una experiencia de buena calidad es aquella que le permite al niño extraer con mayor facilidad el significado de una palabra y asociarla con una representación fonológica. Por lo tanto, una mayor cantidad de estas experiencias será recomendable para un buen aprendizaje de una determinada palabra.

✱ Importancia del vocabulario oral para la lectura

El vocabulario juega un rol relevante en la comprensión lectora, ya que los niños requieren conocer el significado de las palabras que conforman un texto escrito para comprenderlo. De acuerdo a lo anterior, el plano del vocabulario más relevante para la comprensión lectora es la profundidad, ya que esta dimensión es la que apunta a un conocimiento cabal del significado de las palabras (Ouellette, 2006).

---

2   Se entiende por contexto lingüístico los distintos tipos de oraciones en que aparece una palabra.

Por otra parte, la relación entre vocabulario y comprensión lectora es recíproca, porque la lectura provee oportunidades para aprender nuevas palabras. Consistente con esta idea, los niños con dificultades lectoras tienden a presentar un desarrollo más disminuido de vocabulario que los menores con un adecuado desempeño lector (Ricketts, Nation y Bishop, 2007).

La importancia del vocabulario oral en el reconocimiento de palabras o decodificación está menos consensuada. Sin embargo, existen propuestas que consideran que el vocabulario oral aporta específicamente al reconocimiento de palabras, porque facilita la relación entre las representaciones ortográfica, fonológica y del significado de ellas (Muter, Hulme, Snowling y Stevenson, 2004). Es importante destacar, que para la decodificación, la amplitud del vocabulario aporta más que la profundidad (Ouellete, 2006).

En síntesis, el vocabulario contribuye a la comprensión lectora y también al reconocimiento de la palabra, aunque la contribución a la decodificación es más discutida. Por lo anterior, el vocabulario es un factor fundamental para el aprendizaje lector.

★ Relación entre vocabulario y conciencia fonológica

La relación entre vocabulario y conciencia fonológica se sustenta en que el incremento del vocabulario contribuye a la reestructuración de la representación de la palabra. Dicha reestructuración consiste en que la representación de la nueva palabra exige al niño incluir los niveles de la sílaba y del fonema. Ello quiere decir que en la representación fonológica se pueden distinguir las sílabas y los fonemas constituyentes de una palabra (Silvén, Niemi y Voeten, 2002), lo que lleva al niño a desarrollar su conciencia fonológica.

También existe evidencia que muestra que el vocabulario receptivo y expresivo de los niños de dos años predice su desempeño de la conciencia de la sílaba cuando tienen cuatro años (Silven, Niemi y Voeten, 2002).

Un modelo que reconoce la importancia del vocabulario en la representación fonológica de la palabra es el denominado Reestructuración Léxica (Walley,

Metsala y Garlock, 2003). Dicho modelo propone que el incremento del vocabulario genera una gradual reestructuración de las representaciones fonológicas iniciales –que son holísticas– a representaciones donde se distinguen las unidades fonológicas de la palabra (sílaba y fonema). La reestructuración de la representación fonológica permitirá que el niño acceda con mayor facilidad a la estructura de la palabra. Este modelo se basa en cuatro principios:

a) Las representaciones fonológicas de las palabras son holísticas y gradualmente se van reestructurando a formas más analíticas y precisas.

b) La reestructuración de la representación fonológica de cada palabra depende en gran medida del incremento del vocabulario, dado que esta representación debe precisarse para diferenciarse de otras palabras.

c) La reestructuración de la representación fonológica de la palabra funciona como precursor del desarrollo de la conciencia fonológica del fonema.

d) La experiencia lectora no origina la conciencia fonológica, pero es fundamental para su mantención y fortalecimiento.

En consecuencia, el vocabulario es relevante para la conciencia fonológica, ya que su incremento contribuye a una buena representación fonológica. A su vez, la calidad de la representación fonológica es fundamental para un buen desempeño de la conciencia fonológica.

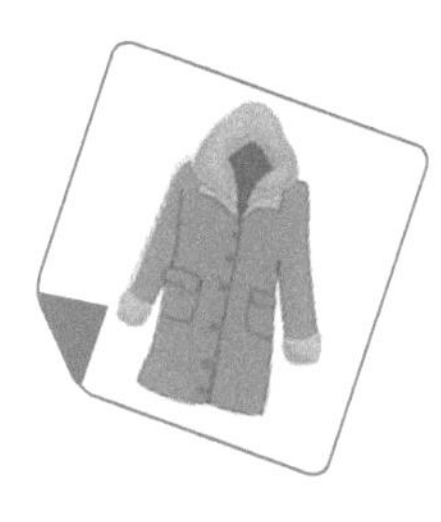

CAPÍTULO II

El programa y las Bases Curriculares de la Educación Parvularia

El "Programa integrado para el desarrollo de la conciencia fonológica y el vocabulario en la lectura inicial" se enmarca dentro del ámbito de Comunicación de las Bases Curriculares vigentes para la Educación Parvularia. Dentro de este ámbito, aporta de manera directa al desarrollo del Núcleo de aprendizaje denominado "Lenguaje Verbal" en el segundo ciclo, es decir, a los niños de NT1 y NT2 (cuatro a cinco años de edad). Por otra parte, este libro se inscribe dentro de los Aprendizajes esperados relacionados con el "Lenguaje oral" y el "Lenguaje escrito: iniciación a la lectura y escritura", tal como aparecen especificados en las Bases Curriculares de la Educación Parvularia definidas por el Ministerio de Educación de Chile (2004, pág. 62).

Dado que el libro propone numerosas actividades para desarrollar la conciencia fonológica, estas nutren de manera directa los aprendizajes referidos al desarrollo de la conciencia fonológica de este marco curricular. Es el caso de los aprendizajes esperados N° 6 y 11, que aparecen en Lenguaje oral: "Iniciar progresivamente la conciencia fonológica (sonidos de las palabras habladas) mediante la producción y asociación de palabras que tengan los mismos sonidos iniciales (aliteración) y finales (rimas)".; y "Diferenciar el sonido de las sílabas que conforman las palabras habladas avanzando en el desarrollo de la conciencia fonológica" (pág. 62).

Tal vez una de las novedades más interesantes de este material es su propuesta de integrar el desarrollo de la conciencia fonológica con el desarrollo del vocabulario. En tal sentido, el material provee a las educadoras y educadores de una estrategia que refuerza ambas habilidades, utilizando las mismas palabras para afianzar un trabajo a la vez semántico y fonológico con los niños. Tales actividades responden, sin lugar a dudas, a los objetivos de aprendizaje N° 2 y 3 de Lenguaje oral: "Expandir progresivamente su vocabulario explorando los fonemas (sonidos) y significados de nuevas palabras que son parte de sus experiencias" y "Expresarse en forma oral en conversaciones, narraciones, anécdotas, chistes, juegos colectivos y otros, incrementando su vocabulario y utilizando estructuras oracionales que enriquezcan sus competencias comunicativas" (pág. 62). Por su parte, el componente del programa que busca desarrollar el vocabulario va en la misma dirección que el Objetivo de aprendizaje N° 3 de las Bases, que aparece en Lenguaje escrito: "Comprender que las palabras, grafismos, números, notas musicales y otros símbolos y signos convencionales pueden representar los pensamientos, experiencias, ideas e invenciones de las personas" (pág. 62), aludiendo a la relación existente entre el significado y su representación en las palabras escritas.

El programa no puede ser más coincidente con las Bases Curriculares de la Educación Parvularia cuando se observan las orientaciones pedagógicas sugeridas en este documento oficial para desarrollar la conciencia fonológica. A modo de ejemplo se cita lo siguiente: "Para desarrollar la conciencia fonológica (conciencia de los sonidos de las palabras habladas) […] pueden proponerse diversos juegos como la búsqueda de palabras que empiecen con un mismo sonido, o separar los sonidos de una palabra diciéndolos en voz alta y acompañándolos con percusión o movimientos gestuales" (pág. 63).

En suma, el programa que se presenta es consistente con el currículo nacional que rige a las educadoras y educadores de párvulos y aporta nuevas estrategias para desarrollar dos habilidades fundamentales para el desarrollo del lenguaje oral y escrito en esta etapa del aprendizaje de los niños: el desarrollo de la conciencia fonológica y del vocabulario. Por tanto, las educadoras y educadores de NT1 y NT2 pueden sentirse seguros de que este material dialoga y enriquece lo propuesto por el Ministerio de Educación en materia curricular para estos niveles.

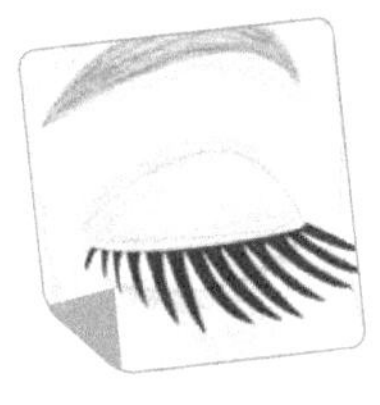

CAPÍTULO III

Criterios para la aplicación del programa

Este capítulo aborda la aplicación del programa integrado para el desarrollo de la conciencia fonológica y del vocabulario. Para ello se presentan los objetivos generales del programa, algunas consideraciones para su aplicación, metodología de aplicación, momentos de la sesión y material del programa.

Tal como se señaló, el objetivo general del programa es entregar herramientas para fortalecer el vocabulario y la conciencia fonológica en niños preescolares, dado que estas son habilidades fundamentales para el aprendizaje de la lectura inicial.

El objetivo para el componente de conciencia fonológica es lograr que los niños sean capaces de reconocer que las palabras están constituidas por sílabas y para el componente de vocabulario el objetivo es lograr que los niños enriquezcan el significado de palabras frecuentes y establezcan relaciones semánticas entre ellas.

★ Consideraciones generales para la aplicación del programa

Es importante señalar que el programa pretende ser una guía abierta para estimular de manera integrada la conciencia fonológica y el vocabulario. En él se sugieren actividades tipo que pueden ser modificadas y enriquecidas de acuerdo a las características de los niños y a la creatividad de las educadoras. Lo importante es guiarse por los objetivos específicos del programa que indican la secuencia y lo esperado en cuanto a habilidades de conciencia fonológica y vocabulario para ese nivel preescolar.

Las actividades tipo están diseñadas para ser desarrolladas en una modalidad grupal. Por esto, es importante asegurar la participación de todos los niños. Ello requiere que la educadora mantenga una interacción permanente con ellos y esté atenta tanto a sus preguntas como a sus comentarios, con el fin de que todos intervengan en la actividad.

Es necesario asegurarse de que los niños comprendan las preguntas que efectúa la educadora, es decir, que los niños den respuestas pertinentes frente a preguntas con partículas interrogativas del tipo: ¿qué?, ¿cómo?, ¿cuántos?, entre otras, en enunciados como: ¿qué animal es este?, ¿cómo es este animal?, ¿cuántas patas tiene?, etc. Si considera que uno o varios pequeños no están comprendiendo las preguntas, es necesario que se trabajen las partículas interrogativas. En el anexo 3 se encuentran algunas sugerencias básicas para abordar este aspecto.

Una buena y permanente interacción con los niños le permitirá a la educadora obtener información sobre sus conocimientos previos. Entre dichos conocimientos puede identificar el grado de familiaridad de los pequeños con tareas de conciencia fonológica y de vocabulario, ya que este puede ser diferente entre un niño y otro. Así, en un mismo grupo es posible encontrar niños que han tenido experiencia con tareas de conciencia fonológica y vocabulario, y otros que no han efectuado actividades de este tipo.

Asimismo, es importante considerar que el desarrollo de las actividades del programa se debe efectuar en un ambiente grato, que asegure un buen clima de aprendizaje con el fin de que los niños se sientan motivados a aprender.

El educador o educadora comienza entregando apoyo a los niños para facilitar sus aprendizajes. Progresivamente, dicho apoyo debe ir disminuyendo en la medida que los estudiantes van siendo capaces de realizar la tarea de manera más independiente. Así, inicialmente se modelará el actuar de los niños hasta que logren realizar la actividad de manera más autónoma. Debido a que los grupos son heterogéneos, es posible que algunos niños logren realizar la tarea sin apoyo antes que otros. En consecuencia, el educador o educadora puede seguir modelando a aquellos pequeños que requieren más tiempo para lograr efectuar la tarea de manera autónoma.

Por otra parte, se recomienda evaluar las actividades realizadas con el fin de efectuar ajustes si es necesario. Para ello, registre en la tabla 1 los siguientes aspectos: cantidad de niños que logra el objetivo, grado de motivación de la actividad, nivel de comprensión de las instrucciones y posibles dificultades en el desarrollo de las actividades propuestas.

TABLA 1.

REGISTRO PARA EVALUACIÓN

	Observaciones
Número de niños que lograron la actividad	
Grado de motivación de la actividad (conciencia fonológica y vocabulario)	
Comprensión de las instrucciones (conciencia fonológica y vocabulario)	
Dificultad en el desarrollo de la actividad	

Finalmente, el programa debe ser aplicado de manera grupal, con una frecuencia mínima de tres veces a la semana y una duración de aproximadamente 30 minutos por cada sesión. Lo anterior, con el fin de que su aplicación sea sistemática y pueda impactar tanto en el aprendizaje, como en el desarrollo de estas habilidades.

★ Metodología de aplicación

El programa integrado para el desarrollo de la conciencia fonológica y el vocabulario tiene dos componentes: conciencia fonológica y vocabulario. Ver Figura 1.

FIGURA 1.

Programa integrado para el desarrollo de la conciencia fonológica y el vocabulario

Componente conciencia fonológica	**Componente vocabulario**
Objetivos:	Objetivos:

Componente conciencia fonológica — Objetivos:

- Segmentar palabras en sílabas
- Comparar sílaba inicial entre distintas palabras
- Comparar sílaba final entre distintas palabras
- Identificar sílaba inicial
- Identificar sílaba final
- Omitir sílaba inicial
- Omitir sílaba final
- Identificar fonema inicial

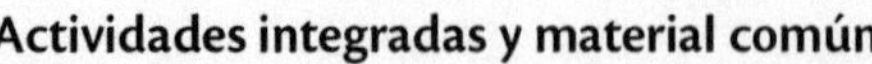

Componente vocabulario — Objetivos:

- Identificar y discriminar palabras a partir de sus características semánticas, pertenecientes a una misma categoría.
- Identificar la palabra que no pertenece a la categoría
- Reconocer palabras que pertenecen a la misma categoría
- Reconocer la categoría y las palabras que la constituyen
- Identificar y nombrar palabras de distintas categorías
- Identificar palabras de la misma categoría
- Evocar una palabra a partir de las características esenciales
- Definir una palabra a partir de las características esenciales entre palabras de distintas categorías
- Definir una palabra a partir de las características esenciales entre palabras de una misma categoría

Actividades integradas y material común

Cada componente tiene objetivos y sugerencias tanto de actividades como de materiales. La metodología del programa está diseñada para apoyar de manera integrada ambos componentes. Esto significa que en la sesión se aborda la conciencia fonológica y el vocabulario. Se debe trabajar primero las palabras para la estimulación del vocabulario y a continuación la conciencia fonológica, utilizando las mismas palabras.

En cada sesión se seleccionan los objetivos para cada componente. Estos objetivos están graduados de menor a mayor grado de complejidad. Por esto se recomienda iniciar la aplicación del programa con los primeros objetivos de cada componente.

Posteriormente, se seguirá aplicando el programa de acuerdo a los logros que vayan alcanzando los niños. Por lo tanto, para cada sesión es necesario seleccionar el objetivo de cada componente por separado de acuerdo a los avances de los pequeños y diseñar la sesión de manera integrada.

La graduación de los objetivos para trabajar el vocabulario se realizó de acuerdo a la dimensión cognitiva involucrada en la tarea. Por lo tanto, las actividades van desde las operaciones más simples como identificación, reconocimiento y discriminación hasta las cognitivamente más complejas como son la evocación y la definición de conceptos (Anderson y Krathwohl, 2001).

La graduación de los objetivos del componente de conciencia fonológica requiere considerar dos dimensiones: la complejidad fonológica y las operaciones cognitivas. La complejidad fonológica implica tomar conciencia de que las palabras están constituidas por sílabas y fonemas. En el desarrollo de esta habilidad se advierte que primero se toma conciencia de las unidades fonológicas mayores (sílabas) y luego de las unidades fonológicas menores (fonemas). En relación a las operaciones cognitivas, el desarrollo se caracteriza por un avance desde operaciones simples, como comparar sonidos diferentes, hasta omitir o agregar unidades fonológicas en grado creciente de complejidad (Villalón, 2008).

Para el desarrollo de la conciencia fonológica, el programa contempla principalmente actividades que trabajan la conciencia silábica, que es requisito para la conciencia del fonema. A su vez, la conciencia del fonema es fundamental para el aprendizaje de la decodificación. Por lo tanto, se inicia con una de las tareas más fáciles que es la segmentación silábica de la palabra, para continuar con la comparación e identificación de sílabas y finalizar con la omisión de sílabas. El último objetivo del componente de conciencia fonológica del programa refiere a la identificación de fonemas a fin de iniciar a los niños en este tipo de conciencia, aunque se sabe que la consolidación de la toma de conciencia y manipulación de los fonemas se desarrolla junto con el aprendizaje lector (Defior, 2000).

Con el fin de que el programa sea coherente con las Bases Curriculares, en la selección de los estímulos (palabras con sus respectivas imágenes) y de las actividades se han considerado los contenidos curriculares para los niveles NT1 y NT2.

★ Momentos de la sesión

El desarrollo de la sesión considera tres momentos: inicio, desarrollo y cierre. Cada uno de estos tiene sus propias particularidades y finalidades diferentes. Por ello, es necesario realizar la sesión considerando cada uno de ellos.

Antes de comenzar la sesión, se recomienda disponer a los niños en un semicírculo en la sala con el fin de que la distribución espacial no sea jerarquizada.

INICIO: *Presentación de las palabras*

En esta etapa se presentan las palabras con las que se trabajará en la sesión y se explican las actividades que se realizarán. Para ello, se muestra a los niños las palabras que se ocuparán, se les pregunta si las conocen y qué pueden decir de ellas.

Se debe motivar a los niños para que participen libremente con el fin de indagar qué saben de los estímulos presentados. Una vez que los estudiantes han mencionado algunas características, la educadora les dice lo siguiente: "conversaremos sobre los dibujos que hemos visto, aprenderemos nuevas características de ellos y recordaremos otras, que tal vez algunos de ustedes ya conocen, pero hoy las conoceremos todos por igual".

DESARROLLO: *Implementación de la actividad*

En este momento se busca el logro de los objetivos propuestos para cada componente. Por ello, es fundamental el monitoreo constante para verificar el avance de los pequeños.

Ellos ya conocen las actividades y el material que se utilizará, por lo que es importante mantener la motivación del grupo. Además, es necesario asegurar que sean los niños los protagonistas de su propio aprendizaje a través de una participación activa.

Cuando se inicia el programa, se debe partir con los primeros objetivos de cada componente. La actividad comienza trabajando las palabras desde su significado (componente vocabulario) y luego se continúa trabajando la estructura fonológica de dichas palabras (componente conciencia fonológica).

Como ya se ha mencionado, es fundamental que ambos componentes se integren durante la sesión. Ello implica, seleccionar un objetivo del componente del vocabulario con su actividad y las palabras sugeridas. Luego, con esas mismas palabras se selecciona un objetivo y una actividad del componente de conciencia fonológica.

A continuación se presenta un ejemplo que ilustra el desarrollo de la sesión.

1° La educadora selecciona un objetivo para trabajar vocabulario y uno para abordar conciencia fonológica.

- Objetivo Componente vocabulario: *"Identificar la palabra que no pertenece a la categoría".*

- Objetivo Componente conciencia fonológica: *"Comparar sílaba final entre distintas palabras".*

2° Luego, escoge el material que se usará para trabajar ambos objetivos: láminas de las categorías de animal y vestimenta.

Animales: gato, pato, perro, vaca, caballo, pollo, gallina, toro, mono, sapo.

Vestimentas: bota, camisa, zapato, polera, gorro, chaleco, chala, chaqueta, pantalón, vestido.

3° Elige las actividades para cada uno de los objetivos sugeridos en el componente de vocabulario y el componente de conciencia fonológica.

4° La educadora inicia el trabajo con la actividad del componente de vocabulario, cuidando que todos los niños comprendan la actividad.

- Actividad para el objetivo del componente vocabulario: La educadora presenta y describe cuatro láminas: pollo, caballo, pato (animales), zapato (vestimenta). Tres de ellas representan palabras de una misma categoría y la cuarta representa una palabra de otra categoría. Luego pregunta cuál de las palabras presentadas no pertenece a la misma categoría. Los niños responden y la educadora refuerza sus respuestas, destacando las diferencias entre la categoría de animal (pollo, caballo, pato) y la categoría de vestimentas (zapato).

5° Con las mismas palabras y agregando otras de las categorías que abordaron previamente, la educadora comienza la actividad del componente de conciencia fonológica. Nuevamente se preocupa de que todos comprendan esta nueva tarea.

- Actividad para el objetivo del componente conciencia fonológica: La educadora presenta seis láminas de palabras donde algunas de ellas coincidan en la sílaba final. Nombra cada palabra enfatizando en la última sílaba. Luego ella parea palabras que terminen con la misma sílaba, destaca la sílaba final de las dos palabras. Después les pide a los niños que busquen ellos otras palabras que finalicen igual y les pide que digan la sílaba con la que finalizan las palabras que parearon.

Para esta actividad, puede usar todas las láminas, tanto de animales como de vestimentas, de modo que los niños tengan más alternativas de pareo. Con estas dos categorías podría juntar las siguientes palabras que terminan con la misma sílaba: pollo/caballo; pato/zapato, gato/pato; bota/chaqueta; perro/gorro.

En la medida que van aumentando las palabras del vocabulario, los niños tendrán más alternativas de combinaciones de palabras para trabajar la conciencia fonológica.

CIERRE de la sesión

En el cierre de la sesión la educadora desarrolla una actividad de metacognición que busca que los niños evalúen su propio aprendizaje. Para ello, la educadora realiza una síntesis de lo trabajado e invita a los niños a reflexionar a través de preguntas como: ¿cuál fue la actividad que más les gustó?, ¿Qué fue lo que más les gustó aprender?, ¿Qué les gustaría seguir aprendiendo?, ¿Qué fue lo que más les gustó hacer? Además, se les puede pedir que seleccionen la lámina que más les gustó y que digan por qué.

★ Material del programa

El material del programa se presenta en tres anexos. El primer anexo corresponde a las definiciones de las palabras, el segundo anexo es un set de láminas donde se ilustra cada palabra y el tercero incluye una serie de indicaciones para trabajar las partículas interrogativas.

Las ilustraciones de las palabras están en concordancia con sus definiciones. A su vez, las definiciones se elaboraron considerando que niños de NT1 y NT2 pudieran comprenderlas. Por ello, la información que se entrega es concreta y en la mayoría de los casos se inicia la definición con la categoría a la que pertenece el vocablo.

El primer y segundo anexo se utilizan durante la aplicación del programa, en cambio, el tercer anexo solo se utiliza cuando se observa que los niños no están comprendiendo las preguntas que les efectúa la educadora.

El uso de las láminas y de las definiciones implica que se utilizan simultáneamente. Es decir, la explicación de la definición de la palabra se apoya con la ilustración respectiva.

Las palabras que se utilizan en el programa están clasificadas por categorías y subcategorías. Además, son conocidas por los pequeños y están relacionadas con el currículo de NT1 y NT2.

Las categorías consideradas con sus subcategorías son:

CATEGORÍA	SUBCATEGORÍA
ANIMALES	**Criterio subcategoría: por hábitat** Animales del campo Animales de la selva Animales domésticos Animales del mar
VESTIMENTAS	**Criterio subcategoría: por estación del año** Para cualquier estación del año De invierno De verano
ALIMENTOS	**Criterio subcategoría: por tipo de alimentos** Frutas Verduras Alimentos derivados de los animales Legumbres Granos Otros alimentos
PARTES DEL CUERPO	**Sin subcategoría** (*)
MEDIOS DE TRANSPORTE	**Criterio subcategoría: por medios de desplazamiento** Medios de transporte acuáticos Medios de transporte terrestres Medios de transporte aéreos
INSTRUMENTOS MUSICALES	**Criterio subcategoría: por ejecución** Instrumentos de cuerda Instrumentos de viento Instrumentos de percusión
OFICIOS	**Sin subcategoría** (*)

(*) Para estas categorías no se presentan subcategorías debido a que es complejo subdividirlas según criterios comprensibles para niños en la etapa preescolar.

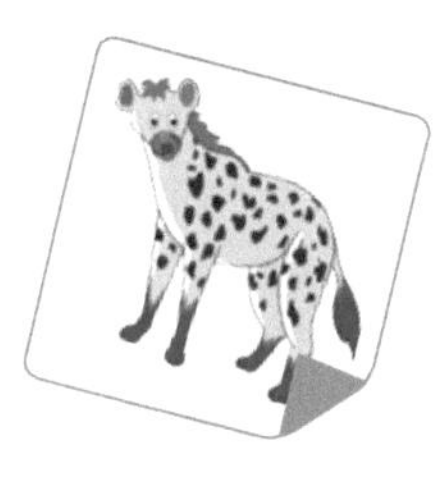

CAPÍTULO IV

Programa integrado para desarrollar la conciencia fonológica y el vocabulario

COMPONENTE 1: LÉXICO

1. IDENTIFICACIÓN DE PALABRAS DE UNA MISMA CATEGORÍA

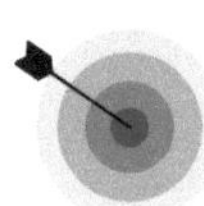

OBJETIVO

Identificar y diferenciar distintas palabras que pertenecen a una misma categoría.

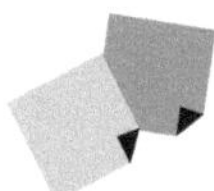

MATERIAL

Láminas de animales: Gato, pato, perro, vaca, caballo, pollo, gallina, toro, mono, sapo.

ACTIVIDAD

1. Identificación de palabras de una misma categoría:

La educadora presenta la lámina de una palabra, la describe señalando sus características semánticas y pregunta qué otras palabras tienen características similares a la presentada. Luego, muestra una lámina de otra palabra perteneciente a la misma categoría y destaca las diferencias entre la primera y segunda palabra. Finalmente, dice el nombre y define la categoría. Constata que las palabras trabajadas pertenecen a la categoría, porque comparten una serie de características semánticas esenciales.

EJEMPLO

La educadora muestra una lámina de un perro; describe sus características (cuatro patas, cola, pelaje, hocico y ladra). Señala que el perro es un animal; luego le pregunta a los niños qué otros animales se parecen al perro.

Los niños responden y la educadora refuerza sus respuestas, destacando las características similares entre los animales que mencionaron.

Luego les muestra la lámina de la gallina y les pregunta en qué es diferente al perro. Luego de escuchar sus respuestas, la educadora destaca las diferencias (camina en dos patas, tiene plumas, alas, pico y pone huevos).

Dice el nombre de los animales: gato, pato, perro, vaca, caballo, pollo, gallina, toro, mono, sapo y señala que todos ellos son animales, porque: son seres vivos, se desplazan por sus propios medios, se alimentan por la boca o por el pico, tienen crías (hijos), respiran y no hablan. Finalmente, destaca que todos los animales mencionados cumplen con esas características.

2. IDENTIFICACIÓN DE PALABRAS DE OTRA CATEGORÍA

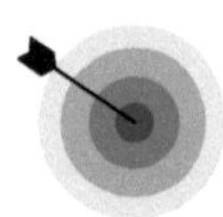

OBJETIVO

Identificar la palabra que no pertenece a la categoría.

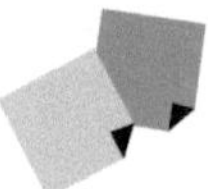

MATERIAL

Láminas de animales:

Gato, pato, perro, vaca, caballo, pollo, gallina, toro, mono, sapo.

Láminas de vestimentas:

Bota, camisa, zapato, polera, gorro, chaleco, chala, chaqueta, pantalón, vestido.

ACTIVIDAD

2. Identificación de palabras de otra categoría:

La educadora presenta y describe cuatro láminas, tres de ellas representan palabras de una misma categoría y la cuarta representa una palabra de otra categoría. Luego, pregunta cuál de las palabras mostradas no pertenece a la misma categoría.

EJEMPLO

La educadora muestra y describe, apoyándose en las láminas, las palabras pollo, vaca, sapo y gorro. Luego, pide a los niños que digan cuál palabra es distinta y por qué.

Los niños responden y la educadora refuerza sus respuestas, destacando las diferencias entre la categoría de animal (pollo, vaca, sapo) y la categoría de vestimentas (gorro).

3. RECONOCIMIENTO DE PALABRAS DE UNA MISMA CATEGORÍA

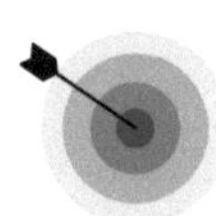

OBJETIVO

Reconocer palabras que pertenecen a la misma categoría.

MATERIAL

Láminas de animales:

Gato, pato, perro, vaca, caballo, pollo, gallina, toro, mono, sapo.

Láminas de vestimentas:

Bota, camisa, zapato, polera, gorro, chaleco, chala, chaqueta, pantalón, vestido.

ACTIVIDAD

3. Reconocimiento de palabras de una misma categoría:

La educadora selecciona seis láminas de las dos categorías previamente trabajadas y las distribuye en desorden y "boca abajo". Luego, solicita buscar pares de palabras pertenecientes a la misma categoría y fundamenta las razones del pareo.

EJEMPLO

La educadora ubica desordenadamente y "boca abajo" seis láminas de animales (gato, pato, perro, vaca, caballo, pollo) y seis de vestimentas (bota, camisa, zapato, polera, gorro, chaleco).

Les pide a los niños que pareen los hermanos de la misma familia y cuando los encuentra les pregunta por qué son de la misma familia. El niño se queda con el par y continúan buscando nuevos pares. Por ejemplo, gato y perro, porque son animales; bota y zapato, porque son vestimentas.

4. RECONOCIMIENTO DE CATEGORÍAS Y DE SUS PALABRAS

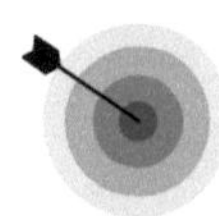

OBJETIVO

Reconocer la categoría e identificar las palabras que la constituyen.

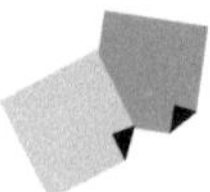

MATERIAL

Láminas de animales:

Gato, pato, perro, vaca, caballo, pollo, gallina, toro, mono, sapo.

Láminas de vestimentas:

Bota, camisa, zapato, polera, gorro, chaleco, chala, chaqueta, pantalón, vestido.

ACTIVIDAD

4. Reconocimiento de categorías y de sus palabras:

La educadora utiliza cuatro láminas que representan palabras de dos categorías trabajadas previamente. Luego, pregunta por una categoría y después por las palabras que la constituyen.

EJEMPLO

La educadora muestra dos láminas de animales (pollo y gato) y dos de vestimentas (gorro y polera). Luego, se dan vuelta las láminas para que el niño no pueda verlas. Se les pregunta a los niños si había animales en las láminas presentadas y a qué animales correspondían. Lo mismo se hace con la categoría vestimentas.

5. IDENTIFICACIÓN DE PALABRAS DE DISTINTAS CATEGORÍAS

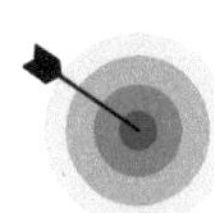

OBJETIVO

Identificar y nombrar palabras de distintas categorías.

MATERIAL

Láminas de animales:

Gato, pato, perro, vaca, caballo, pollo, gallina, toro, mono, sapo.

Láminas de vestimentas:

Bota, camisa, zapato, polera, gorro, chaleco, chala, chaqueta, pantalón, vestido.

ACTIVIDAD

5. Identificación de palabras de distintas categorías:

La educadora presenta cuatro láminas, cada una de ellas representa una palabra de las categorías trabajadas (deben ser de distintas categorías). Luego, dice la categoría y las características semánticas de una de las palabras, sin mencionar el nombre y pregunta ¿a cuál término representado en la lámina corresponde?

EJEMPLO

La educadora selecciona cuatro láminas (toro, chaleco, brazo y cebolla) y le dice a los niños refiriéndose a una de ellas sin mencionar el nombre: es una vestimenta de lana que se usa en invierno, es abierta adelante y se pone en la parte superior del cuerpo. Después les pregunta a los niños a qué lámina se refiere.

6. IDENTIFICACIÓN DE PALABRAS DE LA MISMA CATEGORÍA

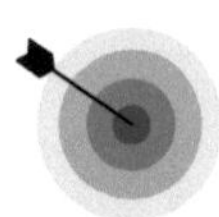

OBJETIVO

Identificar palabras de la misma categoría.

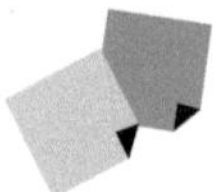

MATERIAL

Láminas de animales:

Gato, pato, perro, vaca, caballo, pollo, gallina, toro, mono, sapo.

ACTIVIDAD

6. Identificación de palabras de la misma categoría:

La educadora presenta cuatro láminas. Cada una representa una palabra de la misma categoría ya trabajada. Luego, dice la categoría y las características semánticas de una de las palabras sin nombrarla, y pide que se identifique a cuál corresponde.

EJEMPLO

La educadora presenta las láminas que representan los siguientes animales: gato, caballo, pollo y sapo. Luego, les dice a los niños la categoría y las características de uno de ellos: es un animal que tiene plumas, dos patas, pico y es pequeño. Es hijo de la gallina. Finalmente, les pregunta a cuál lámina corresponde la definición que dijo.

7. EVOCACIÓN DE UNA PALABRA

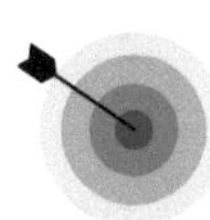

OBJETIVO

Evocar una palabra a partir de sus características semánticas esenciales.

MATERIAL

No se utilizan láminas.

ACTIVIDAD

7. Evocación de una palabra:

La educadora dice la categoría y las características semánticas esenciales de una de las palabras trabajadas anteriormente y pide que se adivine la palabra sin apoyo de lámina.

EJEMPLO

La educadora le dice a los niños, sin apoyo del dibujo: es un animal que tiene cuatro patas, cola larga, pelo, bigotes largos y uñas. Es ágil y puede ver muy bien en la noche. Luego, les pregunta si saben a qué animal se refiere.

8. DEFINICIÓN DE UNA PALABRA

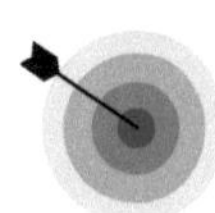

OBJETIVO

Definir una palabra entre palabras de distintas categorías.

MATERIAL

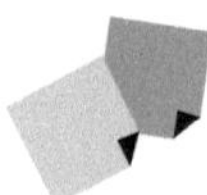

Láminas de animales:

Gato, pato, perro, vaca, caballo, pollo, gallina, toro, mono, sapo.

Láminas de vestimentas:

Bota, camisa, zapato, polera, gorro, chaleco, chala, chaqueta, pantalón, vestido.

Láminas de partes del cuerpo:

Mano, cara, ojos, boca, orejas, nariz, pie, pierna, brazo, guata, pelo, dedos.

Láminas de alimentos:

Queso, galleta, papa, queque, tomate, pera, uva, puré, pollo, maní, pan.

ACTIVIDAD

8. Definición de una palabra:

La educadora presenta cuatro láminas de distintas categorías ya trabajadas. Solicita que se elija una lámina y que se describa la palabra representada sin decir el nombre. Es importante que se mencione la categoría en la descripción.

EJEMPLO

La educadora muestra las láminas que representan las siguientes palabras: brazo, toro, tomate y bota. Le pide a un niño que elija una lámina sin que sus compañeros la vean y que describa la palabra incluyendo la categoría. Luego, les pide a los otros niños que identifiquen la lámina que corresponde a la definición de su compañero.

9. DEFINICIÓN DE UNA PALABRA

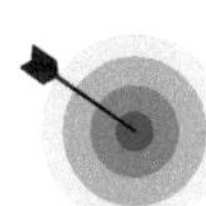

OBJETIVO

Definir una palabra entre palabras de una misma categoría.

MATERIAL

Láminas de partes del cuerpo:

Mano, cara, ojos, boca, orejas, nariz, pie, pierna, brazo, guata, pelo, dedos.

ACTIVIDAD

9. Definición de una palabra:

La educadora presenta cuatro láminas de la misma categoría ya trabajadas. Solicita que se elija una lámina y que se describa la palabra representada sin decir el nombre. Es importante que mencione la categoría.

EJEMPLO

La educadora muestra las láminas que representan las siguientes palabras: brazo, pierna, tobillo y codo. Le pide a un niño que elija una lámina sin que sus compañeros la vean y que describa la palabra incluyendo la categoría. Luego, les pide a los otros niños que identifiquen la lámina que corresponde a la descripción de su compañero.

COMPONENTE 2: CONCIENCIA FONOLÓGICA

1. SEGMENTACIÓN DE PALABRAS EN SÍLABAS

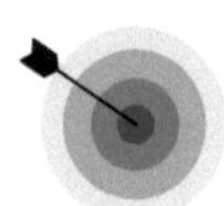

OBJETIVO

Segmentar palabras en sílabas.

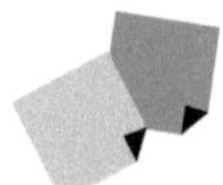

MATERIAL

Láminas de animales:

Gato, pato, perro, vaca, caballo, pollo, gallina, toro, mono, sapo.

ACTIVIDAD

1. Segmentación de palabras en sílabas:

La educadora muestra una lámina de una palabra y la separa en sílabas con énfasis en cada sílaba. Luego, solicita a los niños que hagan la misma acción. Repite esta actividad con distintas palabras hasta que los niños puedan realizarla de manera autónoma.

La segmentación de las palabras en sílabas se puede realizar con cualquier acción que permite destacar cada sílaba, tales como golpes de manos, saltos, pasos, etc.

EJEMPLO

La educadora utiliza láminas de animales que correspondan a palabras tales como: gato, pato, perro, caballo, gallina, etc. Elige la lámina que representa la palabra gato, luego la segmenta en sílaba (/ga-to/), enfatizando con la voz y con golpes de manos cada sílaba. Después lo realiza en conjunto con los niños hasta que sean capaces de hacerlo de forma autónoma. Finalmente, muestra nuevas palabras de distinto número de sílabas y solicita a los niños que continúen con la segmentación.

2. COMPARACIÓN DE SÍLABA INICIAL

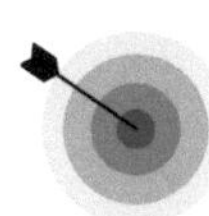

OBJETIVO

Comparar sílaba inicial entre distintas palabras.

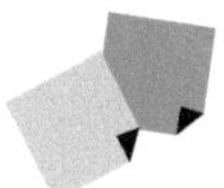

MATERIAL

Láminas de animales:

Gato, pato, perro, vaca, caballo, pollo, gallina, toro, mono, sapo.

Láminas de alimentos:

Queso, galleta, papa, queque, tomate, pera, uva, puré, pollo, maní, pan.

ACTIVIDAD

2. Comparación de sílaba inicial:

La educadora presenta seis láminas de palabras distintas donde algunas de ellas coincidan en la sílaba inicial. Nombra cada palabra enfatizando la sílaba inicial. Luego, parea palabras que comienzan con la misma sílaba y destaca la sílaba inicial de las dos palabras. Después les pide a los niños que busquen ellos otras palabras que comiencen igual y les solicita que digan la sílaba con la que empiezan las palabras que parearon.

EJEMPLO

La educadora elige los siguientes pares de láminas: toro – tomate; pera – perro; gato – galleta. Junto con una de muestra: queque – queso, este último par le servirá para explicar la actividad a los niños.

Nombra cada una de las palabras, enfatizando con la voz la sílaba inicial. Luego con las láminas de ejemplo explica que las palabras queso y queque comienzan con la misma sílaba o sonido.

Distribuye las seis láminas y le pide a los niños que junten las palabras que empiezan con la misma sílaba.

Una vez que los niños han hecho el pareo de las palabras, la educadora pregunta con qué sonidos empiezan las palabras que juntaron.

3. COMPARACIÓN DE SÍLABA FINAL

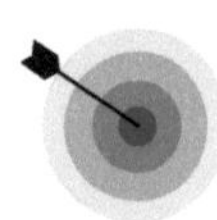

OBJETIVO

Comparar sílaba final entre distintas palabras.

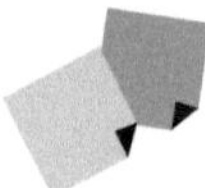

MATERIAL

Láminas de animales:

Gato, pato, perro, vaca, caballo, pollo, gallina, toro, mono, sapo.

Láminas de alimentos:

Queso, galleta, papa, queque, tomate, pera, uva, puré, maní, pan.

Láminas de vestimentas:

Bota, camisa, zapato, polera, gorro, chaleco, chala, chaqueta, pantalón, vestido.

ACTIVIDAD

3. Comparación de sílaba final:

La educadora presenta seis láminas de palabras distintas donde algunas de ellas coincidan en la sílaba final. Nombra cada palabra enfatizando en la última sílaba. Luego, parea palabras que terminen con la misma sílaba, destaca la sílaba final de las dos palabras. Después les pide a los niños que busquen ellos otras palabras que finalicen igual y les pide que digan la sílaba con la que finalizan las palabras que parearon.

EJEMPLO

La educadora presenta los siguientes pares de láminas: gato – zapato; caballo – pollo; perro – gorro. Junto con uno de muestra: bota – galleta. Este último par le servirá para explicar la actividad a los niños.

Nombra cada una de las palabras enfatizando con la voz la sílaba final. Luego, con las láminas de ejemplo, explica que las palabras bota y galleta terminan con la misma sílaba o sonido.

Distribuye las seis láminas y le pide a los niños que junten las palabras que terminan con el mismo sonido.

Una vez que los niños han hecho el pareo de las palabras, la educadora pregunta con qué sonidos terminan las palabras que juntaron.

4. IDENTIFICACIÓN DE SÍLABA INICIAL

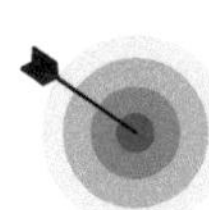

OBJETIVO

Identificar sílaba inicial.

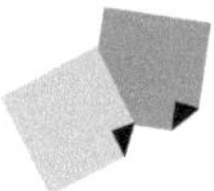

MATERIAL

Láminas de animales:

Gato, pato, perro, vaca, caballo, pollo, gallina, toro, mono, sapo.

Láminas de vestimentas:

Bota, camisa, zapato, polera, gorro, chaleco, chala, chaqueta, pantalón, vestido.

ACTIVIDAD

4. Identificación de sílaba inicial:

La educadora presenta siete láminas de palabras distintas de una o dos categorías. Una de las láminas la utiliza para explicar la tarea. Para ello nombra la palabra dando énfasis a la primera sílaba y señala que la palabra empieza con esa sílaba. Luego les pregunta a los niños con qué sonido empieza la palabra del ejemplo. Después la educadora nombra cada lámina y posteriormente dice una sílaba y pregunta qué palabra o palabras comienzan con esa sílaba. Repite la actividad con distintas sílabas.

EJEMPLO

La educadora elige las siguientes láminas: gato, zapato, vaca, chaleco, sapo, gorro, gallina. Para explicar la actividad, marca con la voz la primera sílaba de la palabra gato y repite –ga–, luego pregunta a los niños con qué sonido empieza la palabra gato.

Después muestra las otras láminas nombrando cada una de las palabras y dice la sílaba /sa/ y les pide a los niños que indiquen las palabras que comienzan con el sonido /sa/ (zapato y sapo).

La educadora continúa del mismo modo con las palabras restantes.

5. IDENTIFICACIÓN DE SÍLABA FINAL

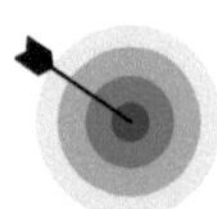

OBJETIVO

Identificar sílaba final.

MATERIAL

Láminas de animales:

Gato, pato, perro, vaca, caballo, pollo, gallina, toro, mono, sapo.

Láminas de vestimentas:

Bota, camisa, zapato, polera, gorro, chaleco, chala, chaqueta, pantalón, vestido.

ACTIVIDAD

5. Identificación de sílaba final:

La educadora presenta siete láminas de palabras distintas de una o dos categorías. Una de las láminas la utiliza para explicar la tarea. Para ello nombra la palabra dando énfasis a la última sílaba y señala que la palabra termina con esa sílaba. Luego, les pregunta a los niños con qué sonido termina la palabra del ejemplo. Después la educadora nombra cada lámina y posteriormente dice una sílaba y pregunta qué palabra o palabras terminan con esa sílaba. Repite la actividad con distintas sílabas.

EJEMPLO

La educadora elige las siguientes láminas: gato, zapato, vaca, chaleco, sapo, gorro, gallina. Para explicar la actividad, marca con la voz la última sílaba de la palabra gato y repite –to–. Luego pregunta a los niños con qué sonido termina la palabra gato.

Después muestra las otras láminas nombrando cada una de las palabras y dice la sílaba /po/ y les pide a los niños que indiquen las palabras que terminan con el sonido /po/ (sapo).

La educadora continúa del mismo modo con las palabras restantes.

6. OMISIÓN DE SÍLABA INICIAL

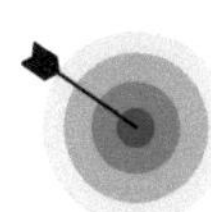

OBJETIVO

Omitir sílaba inicial.

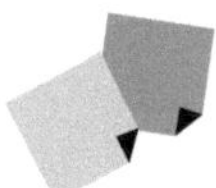

MATERIAL

Láminas de animales:

Gato, pato, perro, vaca, caballo, pollo, gallina, toro, mono, sapo.

ACTIVIDAD

6. Omisión de sílaba inicial:

La educadora presenta una lámina, nombra la palabra. Luego omite la primera sílaba e indica la sílaba que queda. Luego presenta otra lámina, la nombra, omite el primer sonido y les pregunta a los niños qué sonido queda. Repite esta actividad con distintas palabras.

EJEMPLO

La educadora, para explicar la actividad, elige la lámina del –pato– y dice la palabra pato. Luego, les señala a los niños que le quitará el primer sonido –pa–, mientras muestra la lámina. Después, destaca que el sonido que quedó es –to–.

Después continúa con la palabra mono, la nombra y les pregunta qué sonido queda si saco –mo–. La educadora usa las otras palabras para realizar esta actividad.

7. OMISIÓN DE SÍLABA FINAL

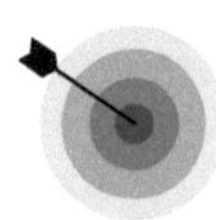

OBJETIVO

Omitir sílaba final.

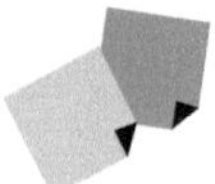

MATERIAL

Láminas de animales:

Gato, pato, perro, vaca, caballo, pollo, gallina, toro, mono, sapo.

ACTIVIDAD

7. Omisión de sílaba final:

La educadora presenta una lámina, nombra la palabra. Luego omite la última sílaba e indica la sílaba que queda. Luego, presenta otra lámina, la nombra, omite el último sonido y les pregunta a los niños qué sonido queda. Repite esta actividad con distintas palabras.

EJEMPLO

La educadora, para explicar la actividad, elige la lámina del –pato– y dice la palabra pato, luego les señala a los niños que le quitará el último sonido –to–, mientras muestra la lámina. Luego destaca que el sonido que quedó es –pa–.

Después continúa con la palabra mono, la nombra y les pregunta qué sonido queda si saco –no–. La educadora usa las otras palabras para realizar esta actividad.

8. IDENTIFICACIÓN DE FONEMA INICIAL

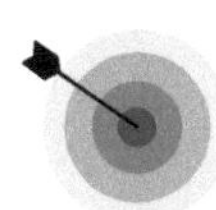

OBJETIVO

Identificar fonema inicial.

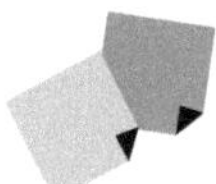

MATERIAL

Láminas de animales:

Gato, pato, perro, vaca, caballo, pollo, gallina, toro, mono, sapo.

ACTIVIDAD

8. Identificación de fonema inicial:

La educadora presenta cuatro láminas de palabras distintas de una o dos categorías. Una de las láminas la utiliza para explicar la tarea. Para ello, nombra la palabra dando énfasis en el primer fonema y señala que la palabra empieza con ese fonema. Luego, les pregunta a los niños con qué sonido empieza la palabra del ejemplo. Después la educadora nombra cada lámina y posteriormente dice un fonema y pregunta qué palabra o palabras comienzan con ese fonema. Repite la actividad con distintos fonemas.

EJEMPLO

La educadora elige cuatro láminas tales como: gato, mono, sapo, caballo, para explicar la actividad. Destaca con la voz el primer fonema de la palabra gato y repite /g/. Luego, pregunta a los niños con qué sonido empieza la palabra gato.

Después muestra las otras láminas nombrando cada una de las palabras y dice el fonema /s/. Después les pide a los niños que indiquen la palabra que comienza con el sonido /s/ (sapo).

La educadora continúa del mismo modo con las palabras restantes.

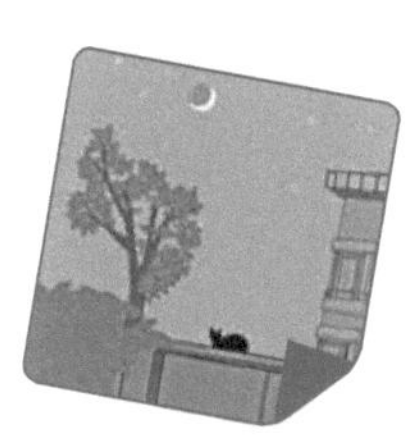

Experiencias de aplicación

Es muy importante destacar que las actividades de este programa han sido probadas en el aula por tres educadoras actualmente en ejercicio, coautoras de este libro. Ellas contribuyeron con su trabajo a hacer posible este material. Sus aportes, surgidos de la experiencia concreta con sus alumnos y alumnas, fueron esenciales para corregir la primera versión del programa y llegar a la versión que se presenta en estas páginas.

Una vez corregido el programa y elaboradas sus actividades definitivas, las educadoras lo volvieron a llevar a sus aulas; esta vez creando experiencias de aprendizaje, según la metodología propuesta.

A continuación, presentamos seis experiencias de aprendizaje creadas por las educadoras de párvulos Jacqueline Zúñiga y Sandra Ahumada y por la educadora diferencial Bielka Gutiérrez. También se dan a conocer sus comentarios, sugerencias y reflexiones pedagógicas surgidas luego de esta implementación.

EXPERIENCIA DE APRENDIZAJE N° 1

Partiendo las palabras en pedacitos

Curso	Primer Nivel de Transición
Componentes del programa	Conciencia fonológica y vocabulario
Objetivos del programa	• Comparar sílaba inicial entre distintas palabras. • Identificar y discriminar distintas palabras a partir de sus categorías semánticas, pertenecientes a una misma categoría.
Tiempo estimado	5 sesiones de 45 minutos (5 clases)
Clases o sesiones	1. Segmentar las palabras en sílabas. 2. Caminar por el laberinto de las sílabas. 3. Contar las sílabas de las palabras. 4. Aislar la primera sílaba de la palabra. 5. Identificar palabras que comienzan con la misma sílaba.
Referencia curricular (Chile)	BCEP N° 6: Iniciar progresivamente la conciencia fonológica (sonidos de las palabras habladas) mediante la producción y asociación de palabras que tengan los mismos sonidos iniciales (aliteraciones) y en sus sonidos finales (rima) (LO).

Sesión 1: Segmentar las palabras en sílabas

1. La educadora presenta a los alumnos una lámina en la que aparece una manzana, los niños deben evocar el nombre de la fruta y algunas de sus características semánticas.

2. Frente a los niños la tía recorta la imagen en tres partes.

3. Explica al grupo que ha cortado la foto de la manzana en tres trozos y que también puede cortar su nombre en pedazos y para eso se acompaña de un pandero marcando las tres sílabas de la palabra.

4. Toma otras imágenes y modela el ejercicio varias veces invitando a algunos niños a repetir la actividad por medio de aplausos.

Recomendación: se sugiere comenzar esta experiencia utilizando palabras que sean de uso habitual de los niños y que no tengan diptongo (auto-avión), para favorecer el logro de la tarea.

Sesión 2: Caminar por el laberinto de las sílabas

1. En el patio se organizan grupos de cinco alumnos, se ubican frente a la educadora, quien previamente marca un laberinto con tiza en el suelo, explica que en este juego deben recorrer el camino hasta llegar a la meta.

2. Cada grupo elige un representante.

3. Se invita a pasar a un grupo y un representante escoge una tarjeta. Su equipo debe decir a qué categoría pertenece la palabra seleccionada y describir sus características.

4. Una vez que sus compañeros definan la palabra, el representante del equipo avanza por el laberinto según el número de sílabas de la palabra seleccionada.

5. Cada grupo repite el ejercicio, hasta que uno de ellos alcance la meta.

Recomendación: es importante considerar que las tarjetas escogidas para esta actividad contengan palabras de distinta metría.

Sesión 3: Contar las sílabas de las palabras

1. Se organiza al grupo en semicírculo, luego se presenta una tarjeta, se pega en la pizarra y los niños deben decir el nombre de la imagen que aparece en la tarjeta, la categoría semántica a la que pertenece y alguna de sus características.

2. El alumno mediante aplausos separa las sílabas de la palabra seleccionada.

3. La educadora repite la tarea, pero en vez de aplausos, pega en la pizarra una ficha por cada sílaba. Modela este ejercicio varias veces, utilizando diferentes láminas.

4. Se presentan otras palabras de la misma categoría y ahora se invita al niño a pegar las fichas, según la cantidad de sílabas de la imagen.

5. El niño junto con el curso cuenta el número de sílabas de la palabra.

Comentario de la sesión: Esta estrategia permite que el concepto de sílaba que es abstracto, se convierta en algo concreto. Además, los niños van visualizando y tomando conciencia de que hay palabras que son más largas que otras.

Sesión 4: Aislar la primera sílaba de la palabra

1. La educadora presenta una serie de tarjetas al grupo que representan alimentos y vestimentas. Pide a los niños que identifiquen la categoría semántica a la que pertenecen y que describan sus características.

2. Los niños ordenan las tarjetas según la categoría a la que pertenecen.

3. Una vez que las tarjetas han sido agrupadas según sus características semánticas, se le explica al curso que serán unos detectives y tendrán que buscar el primer pedacito de cada palabra.

4. Para modelar la actividad fonológica la tía toma una tarjeta y exagera la pronunciación de la sílaba inicial de la palabra que representa, por ejemplo: gaaaaaaato.

5. Le explica al curso que "ga" es el primer trozo de la palabra, por lo tanto, se entenderá que la palabra gato comienza con la sílaba "ga".

6. Se entregan otros ejemplos para modelar la actividad.

7. Una vez que los niños comprendan la tarea se les invita a seleccionar alguna de las palabras de las categorías trabajadas, para que digan la sílaba con la que comienza.

Sesión 5: Identificar palabras que comienzan con la misma sílaba

1. Se ubica a los niños en semicírculo y se les presenta un grupo de tarjetas pertenecientes a dos categorías semánticas.

2. En presencia de las láminas, la educadora verbaliza las características de una tarjeta y los niños deben identificar la palabra a la que se alude.

3. El ejercicio se repite, pero ahora los niños son los que entregan las características de la tarjeta, para que sus compañeros identifiquen la palabra que se busca.

4. Los niños van ordenando las tarjetas en dos filas, según la categoría que corresponda.

5. Una vez que se han organizado las dos filas la tía explica que algunas palabras comienzan con el mismo sonido como por ejemplo: polera – pollo.

6. Se recomienda que la tía marque la pronunciación de la primera sílaba hasta que los niños comprendan el ejercicio.

7. Se invita a un alumno a observar las dos filas y encontrar las tarjetas que comienzan con la misma sílaba.

Recomendación: para favorecer el desarrollo de esta habilidad, se sugiere realizar esta actividad primero con láminas que comiencen con sonido vocálico y posteriormente con sílabas directas (ca, ma, sa, pa).

COMENTARIO DE LA EDUCADORA

En mis prácticas pedagógicas he observado que la conciencia fonológica es una habilidad que presenta cierto grado de complejidad cognitiva y por esta razón no es fácil de desarrollar en los niños y niñas. Sin embargo, cuando la propuesta pedagógica que se implementa en el aula adquiere un carácter lúdico, los estudiantes se sienten más motivados y esto facilita el aprendizaje. En este contexto las láminas del programa se convirtieron en un recurso versátil y transcendental en las diferentes actividades, dado que facilitaron el logro de los objetivos propuestos.

Además, es importante mencionar que las tareas que se relacionaban con esta habilidad metalingüística se organizaron en un nivel de complejidad que iba de lo más simple a lo más complejo y esto fue un aspecto clave en el proceso de los estudiantes de tomar conciencia de los sonidos del lenguaje.

EXPERIENCIA DE APRENDIZAJE N° 2

Conociendo mi cuerpo

Curso	Primer Nivel de Transición
Componentes del programa	Vocabulario y conciencia fonológica
Objetivos del programa	• Reconocer palabras que pertenecen a la misma categoría. • Comparar sílaba inicial entre distintas palabras.
Tiempo estimado	2 sesiones de 45 minutos (2 clases)
Clases o sesiones	1. Identificar partes del cuerpo. 2. Nombrar palabras que comiencen con el mismo sonido o sílaba.
Referencia curricular (Chile)	BCEP N°2: Expandir progresivamente su vocabulario, explorando los fonemas (sonidos) y significados de nuevas palabras que son parte de sus experiencias (lenguaje oral). N°11: Diferenciar el sonido de las sílabas que conforman las palabras habladas avanzando en el desarrollo de la conciencia fonológica (lenguaje oral).

Sesión 1: Identificar partes del cuerpo

1. La educadora ordena a los niños parados en semicírculo, les recuerda la canción "cabeza, hombro, mano, pierna y pies". Los alumnos cantan con ella tocándose las partes que se van nombrando, repitiendo la canción tres veces.

2. Les pregunta ¿qué están haciendo?, los niños responden: "tocándonos las partes del cuerpo", refuerza la educadora las palabras "partes del cuerpo", ya que es la categoría que se quiere destacar.

3. Luego la educadora saca de una caja las tarjetas de las partes del cuerpo de a una, los niños la nombran y la educadora les pide que la describan. Luego se pegan en la pizarra, mientras la educadora apoya entregando otras características a la descripción dada por los niños.

4. Una vez que se han presentado todas las tarjetas, se invita a los niños a nominar la categoría a la que pertenecen las imágenes que se han pegado en la pizarra.

5. La educadora les explica que van a mirar y pensar en las imágenes y van a buscar las que tienen el mismo sonido o sílaba, modela la experiencia mostrando dos imágenes que son: "cara" y "cabello", acentuando la primera sílaba destacando el sonido, los ayuda diciéndoles que alargarán el primer sonido como un elástico, ejemplo: caaa-ra, caaa-bello.

6. Luego les propone a los niños/as que observen y busquen otras imágenes que comiencen con la misma sílaba.

Sesión 2: Nombrar palabras que comiencen con el mismo sonido o sílaba

1. La educadora sienta a los niños y niñas en semicírculo y ella se sienta adelante con un peluche que es mascota del curso llamado "Lucas". Les propone un juego con la mascota: "Lucas manda", él dará las órdenes y

ellos tendrán que tocarse la parte del cuerpo que corresponda. A medida que se tocan, los niños describirán la parte del cuerpo que corresponde, la educadora reforzará lo que les falte en la descripción.

2. Una variación del mismo juego puede ser que la educadora en silencio toca al peluche en diversas partes de su cuerpo, los niños nombran la parte y la describen.

3. Luego la educadora recordará la sesión 1 donde los niños nombraban las palabras correspondientes a las partes del cuerpo que comenzaban con la misma sílaba. Luego usa el peluche donde ella irá tocando diversas partes del cuerpo y los niños responderán si comienzan con igual o diferente sílaba.

4. Para finalizar esta sesión los niños dibujan su cuerpo en hojas de oficio.

COMENTARIO DE LA EDUCADORA

Los niños y niñas de pre-kínder mejoraron considerablemente la imagen mental de su cuerpo, ya que al expresarlo a través del dibujo fueron incorporando detalles que a inicios del nivel no distinguían. Además, pude observar que en su vida cotidiana utilizaban el nuevo vocabulario aprendido en esta experiencia de aprendizaje

EXPERIENCIA DE APRENDIZAJE N° 3

Describamos los animales

Curso	Primer Nivel de Transición
Componentes del programa	Vocabulario y conciencia fonológica
Objetivos del programa	• Identificar la palabra que no pertenece a la categoría. • Omitir sílaba inicial.
Tiempo estimado	1 sesión de 45 minutos (1 clase)
Clases o sesiones	1. Identificar la palabra que no corresponde. Buscar el sonido perdido.
Referencia curricular (Chile)	BCEP N°2: Expandir progresivamente su vocabulario, explorando los fonemas (sonidos) y significados de nuevas palabras que son parte de sus experiencias (lenguaje oral). N°11: Diferenciar el sonido de las sílabas que conforman las palabras habladas avanzando en el desarrollo de la conciencia fonológica (lenguaje oral).

Sesión 1: Identificar la palabra que no corresponde. Buscar el sonido perdido.

1. La educadora sienta a los niños y niñas en semicírculo y les explica que les va a repartir a cada uno una lámina del set de animales (sin decirles qué son y a qué categoría pertenecen). A un niño le toca una lámina que no pertenece a la categoría (gorro). Cuando ha repartido todas las láminas, la educadora va preguntando a cada uno qué le tocó y le pide que la describa, ayudándole y reforzando cuando el niño entrega pocas características de su lámina.

1. Cuando cada niño termine de dar las características de la lámina que le tocó, la educadora le pregunta a qué categoría pertenece.

2. Cuando todos los niños terminan de nombrar y describir, la educadora pide que se pare el niño o niña que tiene la lámina que no es animal, este debe responder qué es y a qué categoría pertenece.

3. Luego les explica a los niños que con esas palabras van a hacer un juego que se llama "El sonido perdido", la educadora modela la actividad, mostrando una lámina, nombra la palabra, y luego omite la primera sílaba e indica la sílaba que queda. Por ejemplo, muestra la lámina de gato, le quita el primer sonido "ga" y destaca el sonido que quedó "to". Después, continúa con las otras palabras que tienen los niños en sus láminas (vaca, toro, perro, pato, etc.) quitándoles el primer sonido y los niños descubren el sonido que queda.

COMENTARIO DE LA EDUCADORA

Luego que los niños y niñas interiorizaron esta experiencia de aprendizaje, me di cuenta de que ellos fácilmente transferían este conocimiento a las otras categorías y realizaban juegos de segmentación silábica con otros compañeros, con las mismas o con nuevas palabras.

EXPERIENCIA DE APRENDIZAJE N° 4

Mis palabras, mil palabras

Curso	Primer Nivel de Transición
Componentes del programa	Vocabulario y conciencia fonológica
Objetivos del programa	• Identificar y discriminar distintas palabras a partir de sus características semánticas, pertenecientes a una misma categoría. • Segmentar palabras en sílabas.
Tiempo estimado	Una sesión de 90 minutos
Clases o sesiones	1. Identificación de palabras de una misma categoría y segmentación en sílabas.
Referencia curricular: Bases Curriculares de Educación Parvularia (Chile)	BCE N°2: Expandir progresivamente su vocabulario explorando los fonemas (sonidos) y significados de nuevas palabras que son parte de sus experiencias. N°11: Diferenciar el sonido de las sílabas que conforman las palabras habladas avanzando en el desarrollo de la conciencia fonológica (lenguaje oral).

Sesión 1: Identificación de palabras de una misma categoría y segmentación en sílabas.

1. La educadora explica que hoy trabajarán conociendo muchas palabras. Muestra la primera palabra y la describe: El perro es un animal, con cuatro patas, cola, pelaje (pelos), hocico. Tiene un muy buen olfato y ladra.

2. La docente pregunta: ¿qué otras palabras conocen que se parecen al perro? Espera la respuesta de niñas y niños. La educadora refuerza destacando las características que comparten los animales mencionados. Se sugiere trabajar no más de tres ejemplos.

3. La educadora los felicita y les señala que a continuación les presentará palabras, que se parecen a las ya mencionadas. La educadora muestra el resto de la presentación PPT, dando el nombre y las características de la gallina, gato, vaca, toro, caballo, pollo, pato, mono, sapo.

4. Finalmente pregunta si alguno se dio cuenta y recuerda cómo empezó la definición de cada palabra. Si no contestan, sugiere: el perro es un...; la gallina es un...; el gato es un... Si nadie completa la frase dice UN ANIMAL, todas las palabras mencionadas se refieren a algún ANIMAL, y así se llama entonces esta categoría, ese grupo o reunión de palabras: ANIMALES.

5. La docente indica que a continuación dirán cada una de las "palabras" ya trabajadas en la categoría ANIMALES, pero que lo harán de una forma muy especial: dando una palmada por cada sílaba que componga la palabra. Comenta que, así como el perro tiene su cuerpo dividido en partes, por ejemplo, cabeza, patas, cola; la palabra PERRO está dividida en partes llamadas sílabas, que son los golpes de voz que se dan para mencionarla. Modela con la palabra PE - RRO, dando dos golpes de palmas: dos golpes, dos sílabas.

6. Invita a los niños y niñas a repetir la palabra PE - RRO, e indica que ahora verán en las imágenes, cómo cada vez que digan las sílabas de la palabra, aparecerá un pedacito del animal hasta completarlo. La docente muestra

la imagen de PE - RRO en la presentación PPT para que practiquen, se sugiere repetirla tres veces.

7. La docente va mostrando el resto de la PPT y así van leyendo cada palabra, dando palmadas:

Ga lli na – ga to – va ca – to ro – ca ba llo – po llo – pa to – mo no – sa po

8. La docente invita al menos a tres niños o niñas para que realicen la actividad de segmentación y los felicita una vez terminada la sesión.

COMENTARIO DE LA EDUCADORA

Sugiero trabajar, al comienzo de la aplicación del presente programa, al menos cuatro sesiones con la presentación de diferentes categorías (que en mi caso fueron animales, vestimentas, alimentos y partes del cuerpo), ya que de esta forma los niños y niñas cuentan con las suficientes palabras para realizar la secuencia de actividades propuestas y empezar a internalizar la noción de categoría.

EXPERIENCIA DE APRENDIZAJE N° 5

La danza de las palabras

Curso	Primer Nivel de Transición
Componentes del programa	Vocabulario y conciencia fonológica
Objetivos del programa	• Diferenciar elementos que conforman o no, una categoría semántica. • Discriminar la sílaba inicial que compone la palabra • Parear palabras de una misma sílaba inicial.
Tiempo estimado	Una sesión de 90 minutos
Clases o sesiones	1. Identificación de palabras que no pertenecen a una categoría y comparación de sílaba inicial.
Referencia curricular: Bases Curriculares de Educación Parvularia (Chile)	BCEP N°2: Expandir progresivamente su vocabulario explorando los fonemas (sonidos) y significados de nuevas palabras que son parte de sus experiencias. N°6: Iniciar progresivamente la conciencia fonológica (sonidos de las palabras habladas) mediante la producción y asociación de palabras que riman en sus sonidos iniciales y finales (Lenguaje oral).

Sesión 1: Identificación de palabras que no pertenecen a una categoría y comparación de sílaba inicial

1. La educadora les explica a los niños y niñas que hoy trabajarán con las palabras que ya conocen. Muestra la primera secuencia de palabras, pegando las tarjetas en la pizarra: POLLO – VACA – SAPO – GORRO y les relata lo siguiente: a un baile invitaron a muchas palabras, pero solo podían entrar las que pertenecían a una misma categoría. Observen las palabras pegadas y díganme ¿qué "palabra" NO puede entrar al baile? y ¿por qué? La docente da tiempo para que respondan, después ratifica —si algún alumno(a) responde bien— o modela si no lo hacen diciendo: Pollo es un… ANIMAL; Vaca es un… ANIMAL; Sapo es un… ANIMAL; Gorro es una… VESTIMENTA, entonces invitaron a los… ANIMALES y el… GORRO NO puede entrar porque es una… VESTIMENTA.

2. La docente comenta: ahora trabajaremos con diferentes secuencias y ustedes me ayudarán a descubrir QUIÉN NO puede estar en ella. La profesora forma secuencias de palabras pegándolas en el pizarrón: MANO – CABEZA – QUESO – BOCA; GALLINA – CHALECO – CAMISA – BOTA; QUEQUE – PAPA – TOMATE – NARIZ e invita a tres niños(as) para que descubran la palabra intrusa.

3. La educadora los felicita y desafía a que alguno forme una secuencia para que los compañeros descubran la palabra intrusa.

4. La docente menciona que a continuación seguirán trabajando con las palabras, pero que ahora DESCUBRIRÁN las parejas, o sea las dos palabras que pueden bailar juntas. Pega en el pizarrón seis tarjetas de palabras, donde algunas de ellas coinciden en la sílaba inicial: gato, pato, galleta, queso, papa, queque.

5. La docente les menciona que deben estar atentos y escuchar cómo empieza cada palabra, cuál es su sílaba inicial. Nombra cada palabra enfatizando la sílaba inicial. La docente toma las tarjetas de queque y queso, y repite sus nombres. Indica que esas dos tarjetas, que forman un par, pueden estar o

bailar juntas ya que las dos comienzan con... (da tiempo para que algún niño o niña conteste)... con QUE: que...que; que...so.

6. La profesora lee nuevamente las palabras pegadas e invita a un niño y a una niña a juntar otras dos palabras que pueden bailar abrazaditas, así se forman las parejas: gato/galleta. pato/papa. Se revisa cada acción que emprende un niño o niña, corroborando o corrigiendo las parejas que forman, enfatizando cuál es la sílaba inicial.

7. La docente selecciona otras seis tarjetas que puedan parearse. Ejemplo: tomate, caballo, boca, toro, camisa, bota. Se realiza la misma acción del inicio, pidiéndole a los niños que formen las parejas y mencionen CUÁL es la sílaba inicial.

8. La profesora desafía a que un niño o niña forme una pareja con las tarjetas que están en una mesa y señale la sílaba inicial de esta.

COMENTARIO DE LA EDUCADORA

Para la parte de vocabulario, sugiero trabajar no menos de 4 y no más de 8 secuencias de 4 palabras, dependiendo de la cantidad de niños y niñas, ya que se distraen. En mi caso, como ya había presentado 4 categorías básicas (animales, vestuario, alimento y partes del cuerpo), trabajé con todas las palabras presentadas en las clases anteriores, pero seleccionando de entre ellas cuatro posibles secuencias. Esta actividad debe reiterarse al menos unas dos clases a nivel grupal. Presentar desafíos, al finalizar la clase, para que niños y niñas formen secuencias o parejas sirve para monitorear y fortalecer los aprendizajes.

EXPERIENCIA DE APRENDIZAJE N° 6

Conociendo los animales

Curso	Segundo Nivel de Transición
Componentes del programa	Conciencia fonológica y vocabulario
Objetivos del programa	• Identificar sílaba inicial. • Reconocer la categoría semántica y las palabras que la constituyen.
Tiempo estimado	3 sesiones de 45 minutos (3 clases)
Clases o sesiones	1. Presentar láminas de animales del campo y salvajes. 2. Disertar sobre un animal. 3. Categorizar y definir diferentes animales.
Referencia curricular: (Chile)	BCEP N°2: Expandir progresivamente su vocabulario explorando los fonemas osonidos y significados de nuevas palabras que son parte de sus experiencias (LO).

Sesión 1: Presentar láminas de la categoría animales del campo y salvajes.

1. Se presenta al grupo una cajita que contiene tarjetas de dos categorías trabajadas previamente (animales del campo y animales salvajes). La tía invita a un niño o una niña a sacar una imagen, sin que la vean sus compañeros.

2. El alumno debe decir la sílaba inicial de la palabra, para que el resto de los niños logre identificar a qué animal corresponde.

3. A medida que los diferentes alumnos van sacando las tarjetas de la caja, estas se pegan y distribuyen en la pizarra de manera desordenada.

4. Una vez que se han presentado todas las tarjetas se invita a los niños a nominar a las categorías a las que pertenecen las imágenes que se han pegado en la pizarra.

5. Los niños ordenan las tarjetas según la categoría que corresponda.

Sesión 2: Disertación sobre un animal

1. Con el apoyo de las tarjetas se repasan las dos categorías trabajadas anteriormente y las definiciones correspondientes.

2. Los niños deben elegir un animal de las tarjetas presentadas y preparar junto a su familia una breve disertación en la que se incluyan características del animal seleccionado.

3. Al comenzar cada disertación y antes de presentar los recursos diseñados por los alumnos, cada uno de ellos debe decir la categoría y la sílaba inicial del nombre del animal que presentará.

4. Dependiendo del número de alumnos, la clase de las disertaciones se puede diseñar para más sesiones con el fin de que todos los alumnos puedan participar.

Sesión 3: Describir la categoría y características del animal seleccionado

1. La tía presenta las tarjetas de los animales domésticos y salvajes vistos en las disertaciones y las pega en la pizarra.

2. Se invita a los niños a elegir una tarjeta y dibujar al animal que más les gustó de todos los presentados.

3. Se hace una exposición con los trabajos realizados y cada niño presenta al grupo su trabajo, verbalizando la categoría semántica y características del animal seleccionado.

COMENTARIO DE LA EDUCADORA

La implementación de este programa me permitió visualizar que al enseñar las definiciones del vocabulario propuesto, los niños enriquecieron la imagen mental de las diferentes palabras con las que se trabajó. Esto se vio reflejado tanto en el lenguaje oral, como en lenguaje artístico. Por ejemplo, en el momento en que los niños dibujaban, incluían en sus representaciones detalles gráficos de la descripción de los animales que habían aprendido al reforzar el vocabulario.

Bibliografía

Aguilar, M., Marchena, E., Navarro, J.I., Menacho, I. y Alcalde, C. (2011). Niveles de dificultad de la conciencia fonológica y aprendizaje lector. *Revista de Logopedia, Foniatría y Audiología*, 31, 96-105.

Alegría, J., Carrillo, M. y Sánchez, E. (2005). La enseñanza de la lectura. *Investigación y Ciencia*, 340, 6-14.

Anderson, L.W., & Krathwohl (Eds.). (2001). A Taxonomy for Learning, Teaching, and Assessing: A Revision of Bloom's Taxonomy of Educational Objectives. New York: Longman.

Anthony, J. L., Lonigan, C. J., Driscoll, K., Phillips, B. M., & Burgess, S. R. (2003). Phonological sensitivity: A quasi-parallel progression of word structure units and cognitive operations. *Reading Research Quarterly*, 38, 470-487.

Bradley, L. y Bryant, P. (1983). Categorizing sounds and learning to read a causal connection. *Nature*, 301, 419-421.

Carrol, J., Snowling, M., Hulme, Ch. & Stevenson, J. (2003). The Development of Phonological Awareness in Preschool Children. *Developmental Psychology*, 39(5) 913-923.

Defior, S. (1994). La conciencia fonológica y la adquisición de la lectoescritura. *Infancia y aprendizaje*, 67, 91-114.

Defior, S. (2000). Las dificultades de aprendizaje: un enfoque cognitivo. 2° edición. Ediciones Aljibe, Málaga, España.

De la Calle, A., Aguilar, M. y Navarro, J. (2016). Desarrollo evolutivo de la conciencia fonológica: ¿Cómo se relaciona con la competencia lectora posterior? *Revista Investigación en Logopedia*, 1, 22-41.

Reichle, E. y Perfetti, Ch. (2003). Morphology in Word Identification: A Word-Experience Model That Accounts for Morpheme Frequency Effects. *Scientific Studies of Reading, 7*(3), 219-237.

Frishkoff, G., Perfetti, Ch. y Collins-Thompson, K. (2011). Predicting Robust Vocabulary Growth from Measures of Incremental Learning. *Scientific Studies of Reading, 15*(1), 71-91.

Hatcher, P. J., Hulme, C., y Ellis, A. (1994). Ameliorating early Reading failure by integrating the teaching of reading and phonological skills: The phonological linkage hypothesis. *Child Development, 65*, 41-57.

Kintsch, W. y Van Dijk, T. (1978). Toward a model of text comprehension and production. *Psychological Review*, 85, 363-394.

Lundberg, I., Frost, J., y Peterson, O. (1988). Effects of an extensive program for stimulating phonological awareness in pre-school children. *Reading Research Quarterly*, 23, 263-284.

Metsala, J. (1999). Young Children's Phonological Awareness and Nonword Repetition as a Function of Vocabulary Development. *Journal of Educational Psychology, 91*(1), 3-19.

Ministerio de Educación, (2004). *Bases Curriculares de la Educación Parvularia*. Santiago, Chile.

Muñoz, C. (2002). Aprendizaje de la lectura y conciencia fonológica: un enfoque psicolingüístico del proceso de alfabetización inicial. *PSYKHE, 11*(1), 29-42.

Muter, V., Snowling, M. y Stevenson, J. (2004). Phonemes, Rimes, Vocabulary, and Grammatical Skills as Foundations of Early Reading Development: Evidence From a Longitudinal Study. *Developmental Psychology, 40*(5), 665-681.

Ouellette, G. (2006). What´s meaning got to do with it: The role of vocabulary in word reading and Reading comprehension. *Journal of Educational Psychology, 98*(3), 554-566.

Rack, J., Hulme, C., Snowling, M. J., y Wightman, J. (1994). The role of phonology in young children learning to read words: The direct mapping hypothesis. *Journal of Experimental Child Psychology* 57, 42-71.

Ricketts, J., Nation, K. y Bishop, D. (2007). Vocabulary is important for some, but not all reading skills. *Scientific Studies of Reading,* 11, 235-257.

Ripoll, J. (2010). La concepción simple de la lectura en educación primaria. Una revisión sistemática. Tesis doctoral. Universidad de Navarra.

Serrat E. y Capdevila M. (2001). La adquisición de la interrogación: las interrogativas parciales en catalán y castellano. *Infancia y Aprendizaje*, 93, 3-17.

Silven, M., Niemi, P. y Voeten, M. (2002). Do maternal interaction and early language predict phonological awareness in 3- to 4-year-olds? *Cognitive Development*, 17, 1133-1155.

Stanovich, K. E. (1992). Speculations on the causes and consequences of individual differences in early acquisition. En P. B. Gough, L. E. Ehri, y R. Treiman (Eds.), *Reading acquisition* (pp. 307-342). Hillsdale, NJ: Erlbaum.

Villalón, M. (2008). Alfabetización inicial: claves de acceso a la lectura y escritura desde los primeros meses de vida. Santiago de Chile: Ediciones Universidad Católica de Chile.

Wagner, R. K., & Torgesen, J. K. (1987). The nature of phonological processing and its causal role in the acquisition of reading skills. *Psychological Bulletin*, 101, 192-212.

Walley, A., Metsala, J. y Garlock, M. (2003). Spoken vocabulary growth: Its role in the development of phoneme awareness and early reading ability. *Reading and Writing: An Interdisciplinary Journal*, 16, 5-20.

Ziegler, J. y Goswami, U. (2005). Reading Acquisition, Developmental Dyslexia, and Skilled Reading Across Languages: A Psycholinguistic Grain Size Theory. *Psychological Bulletin*, 131(1), 3-29.

Definiciones

★ Definiciones de la categoría Animales

ANIMALES:

Son seres vivos que se mueven por sus propios medios. Se alimentan por la boca o por el pico y pueden tener hijos. Respiran y no hablan.

❯ **ANIMALES DEL CAMPO:** los animales del campo viven en sectores rurales.

Buey: es un toro que está castrado. Es útil en las labores del campo como tirar de arados.

Caballo: es un animal macho de pelo corto y su color tiende a ser uniforme. Tiene cuatro patas que terminan en una sola uña y una larga cola.

Cabra: es un animal que es hembra. Su cuerpo está cubierto por un pelo fuerte y áspero. Su cabeza es pequeña y su cola corta. Es veloz y ágil.

Chancho: es un animal que tiene el cuerpo gordo. Su piel es gruesa y generalmente rosada. Su hocico es chato, sus orejas grandes y caídas. Sus patas son cortas.

Gallina: es un animal hembra, tiene plumas, una cresta pequeña, pico, alas y dos patas. Es la mamá del pollo.

Oveja: es un animal que es hembra. Su cuerpo está cubierto de lana espesa que generalmente es de color blanco. Su cabeza y orejas son pequeñas y su cola es corta.

Pavo: es un animal cuyo cuerpo es grande y está cubierto por plumas. Sus grandes alas tienen manchas blancas en las puntas. En el cuello y en la cabeza tiene carnosidades rojas.

Pollo: es un animal que tiene plumas, dos patas, pico y es pequeño. Es hijo de la gallina.

Pato: es un animal con plumas, un pico cuya base es ancha y tiene cola. Tiene dos patas, los dedos de sus pies están unidos.

Ternero: es el hijo macho de la vaca y del toro. Se parece al toro, aunque es más pequeño.

Toro: es un animal macho. Tiene un cuerpo grande, pelo corto, una larga cola y cuatro patas. En la cabeza tiene dos cuernos y es muy fuerte. Es el papá del ternero.

Vaca: es un animal hembra. Tiene un cuerpo grande, pelo corto, una larga cola y cuatro patas. En la cabeza tiene dos cuernos. Es la mamá del ternero.

> **ANIMALES DE LA SELVA:** son animales que viven en diferentes lugares de la selva.

Cebra: es un animal que se parece al caballo pero es más pequeño. Su cuerpo está cubierto por un pelo corto y está rayado con franjas negras y blancas. El cuello está cubierto por pelos tiesos.

Culebra: es un animal de cuerpo muy alargado y estrecho. Su piel está cubierta de escamas y cambian de piel periódicamente. La cabeza la tiene aplastada y la boca es grande.

Chimpancé: es un animal muy parecido al mono. Su cuerpo está cubierto de pelo pardo negruzco. Tiene la cabeza grande, brazos largos, ojos hundidos y nariz aplastada.

Gorila: es un animal parecido al mono, pero es más grande y grueso. Tiene brazos largos que son muy parecidos a los de los humanos. Sus patas son más cortas que los brazos. Su cuerpo está cubierto por mucho pelo grueso y su nariz es aplanada y ancha.

Elefante: es un animal muy grande. Su piel es gruesa, rugosa y no tiene pelo. Sus orejas son grandes y le cuelgan. Tiene una larga trompa y dos colmillos muy largos. Sus cuatro patas son gruesas y su cola es larga.

Hiena: es un animal parecido al perro. Sus patas traseras son más cortas que las delanteras. Su cuello es largo y su pelo es gris o pardo con manchas negras.

Hipopótamo: es un animal muy grande de piel gruesa y gris oscura. Tiene muy poco pelo. Sus patas son gruesas y cortas. Su boca es muy grande y sus orejas muy pequeñas.

Jaguar: es un animal que tiene cubierto su cuerpo de pelo amarillo rojizo con manchas negras. Tiene la cola larga y uñas fuertes que usa para cazar.

Jirafa: es un animal que es alto. Su cuerpo está cubierto de pelo amarillento y manchas oscuras. Su cuello es muy largo y su cabeza es pequeña con un hocico alargado. Tiene patas delgadas y las traseras son más cortas que las delanteras. Su cola es larga.

León: es un animal cuyo cuerpo está cubierto por pelo de color pardo claro. Su cabeza es grande y tiene una larga melena que le cubre la nuca y el cuello. La cola es larga y termina en un mechón. Las uñas de sus patas son fuertes.

Mono: es un animal parecido al hombre. Tiene cola y pelo en todo el cuerpo. Tiene dos patas y cinco dedos en sus manos.

Sapo: es un animal pequeño con patas cortas, ojos saltones, cabeza plana y piel con verrugas.

Tigre: es un animal cuyo cuerpo es robusto y está cubierto de pelo amarillo con rayas oscuras o negras en el lomo. Tiene una cola larga y las uñas de sus patas son fuertes.

> **ANIMALES DOMÉSTICOS:** son animales que están acostumbrados a vivir con personas.

Canario: es un animal que tiene un cuerpo pequeño cubierto por plumas. Sus plumas pueden ser amarillas, verdes o blancas. Su cola es larga.

Catita: es un animal que tiene la cabeza redonda y pico curvado. Tiene plumas y cola. Generalmente son de color verde. Sus patas tienen fuertes uñas.

Gato: es un animal pequeño que tiene cuatro patas cortas, cola larga, pelo suave y largos bigotes. Es muy ágil y maúlla.

Hámster: es un animal parecido al ratón. Tiene el pelo suave. Sus orejas, patas y cola son cortas.

Loro: es un animal que se parece a las catitas aunque es más grande. Tiene plumas muy vistosas que generalmente son verdes. Tiene un pico fuerte y curvo.

Perro: es un animal con cuatro patas, cola y pelaje. Tiene un muy buen olfato y ladra.

> **ANIMALES DEL MAR:** son animales que viven en el mar.

Ballena: es un animal muy grande. Tiene aletas y una cola que está dividida. En la parte superior de la cabeza tiene uno o dos orificios por los que respira. Algunas ballenas tienen dientes y se alimentan de peces. Otras tienen barbas.

Delfín: es un animal muy inteligente. Tiene el hocico alargado y un solo orificio en la parte superior de la cabeza que le sirve para respirar. En la boca tiene muchos dientes pequeños.

Estrella de mar: es un animal que tiene forma de estrella y puede tener hasta cincuenta brazos. Tiene patas con ventosas que se pegan al suelo. Pueden ser de distintos colores: naranjas, rojas, amarillas, azules, rosadas e incluso multicolores.

Jaiba: es un animal nocturno que tiene un caparazón y cinco pares de patas. El par de patas delanteras son como unas pinzas.

Langosta: es un animal que tiene un cuerpo alargado con dos pares de patas que funcionan como antenas. Su cola es larga y gruesa.

Lobo de mar: es un animal cuya cara se parece a la del perro. Tiene orejas que son pequeñas. Su cuello es largo y flexible, su pelo es corto y grueso. Además, tiene aletas.

Peces: son animales que tienen aletas para nadar y branquias para respirar bajo el agua. Tienen escamas (placas pequeñas, planas y duras) que protegen su piel.

Pulpo: es un animal que tiene un cuerpo blando con ocho tentáculos que poseen ventosas para pegarse. Su cabeza es grande y es muy inteligente.

Tiburón: es un animal que tiene un cuerpo alargado con aletas. Su cabeza es aplanada y su boca es muy grande con dientes afilados.

✱ Definiciones de la categoría Vestimentas

VESTIMENTA:

Cubren y protegen el cuerpo del sol, la lluvia, el frío y pueden ser de distinto material (lana, género, cuero) y colores. Hombres y mujeres usan ropa.

> **VESTIMENTAS PARA CUALQUIER ESTACIÓN DEL AÑO:** Son vestimentas que las personas utilizan todo el año.

Camisa: es una vestimenta que cubre la parte superior del cuerpo. Tiene cuello, manga corta o larga y se abrocha por delante.

Chaqueta: es una vestimenta que cubre la parte superior del cuerpo. Tiene mangas, abierta por delante. Se usa sobre otras prendas para abrigarse.

Pantalón: es una vestimenta que cubre la parte inferior del cuerpo, incluyendo las piernas. Es de tela y pueden ser de diferentes largos.

Polera: es un tipo de vestimenta deportiva sin cuello y con escote de distinto tipo, de manga larga, corta o sin mangas, que cubre el cuerpo hasta la cadera o medio muslo.

Vestido: es una vestimenta que cubre todo el cuerpo de las mujeres. Puede ser de distinto largo y de diferente material.

Zapatos: es una vestimenta que cubre el pie sin sobrepasar el tobillo. Generalmente, son de cuero. Los usan hombres y mujeres.

> **VESTIMENTAS DE INVIERNO:** las vestimentas de invierno son más gruesas y abrigadoras porque permiten proteger del frío.

Abrigo: es una vestimenta que se pone sobre las demás vestimentas. Su largo es hasta debajo de las caderas, se abrocha delante y sus mangas son largas. Puede ser de diferentes materiales.

Botas: es un tipo de vestimenta que se parece a un zapato. Cubre el pie y parte de la pierna. Generalmente, son de cuero. Las usan hombres y mujeres.

Bufanda: es una vestimenta que protege al cuello del frío. Es una tira larga y ancha que generalmente es de lana.

Chaleco: es una vestimenta que es de lana, es abierta adelante y se pone en la parte superior del cuerpo.

Gorro: es un tipo de vestimenta que cubre y abriga la cabeza. Puede ser de diferentes materiales como tela, piel o lana.

Guantes: es un tipo de vestimenta que permite abrigar las manos. Generalmente, son de cuero o lana.

Impermeable: es una vestimenta que protege de la lluvia. Es largo y se pone sobre otras vestimentas.

Medias: es un tipo de vestimenta femenina que cubre el pie y la pierna.

Orejeras: son un tipo de prenda de vestir que se utiliza para proteger del frío a las orejas.

Parka: es una vestimenta acolchada, tiene mangas largas, capucha y se abrocha adelante. Su largo es hasta las caderas.

› **VESTIMENTAS DE VERANO:** las vestimentas de verano son livianas y ligeras debido al calor que se produce en verano.

Bermudas: es muy parecido al short, pero es más largo porque llega hasta la rodilla.

Bikini: es un tipo de traje de baño de dos piezas que usan las mujeres para bañarse o para tomar el sol.

Chalas: es un tipo de vestimenta que se parece al zapato, pero se diferencia porque parte del pie queda al descubierto.

Short: es un tipo de vestimenta que consiste en un pantalón corto deportivo o de verano que llega aproximadamente hasta la mitad del muslo.

Sombrero: vestimenta que protege a la cabeza del sol. Tiene generalmente una copa alrededor de la cual va un ala.

Traje de baño: vestimenta elástica que se usa para bañarse o para tomar el sol.

★ Definiciones de la categoría Alimentos

ALIMENTO:

Es una sustancia nutritiva que puede ser sólida o líquida. Presenta distintos sabores y colores. Los seres vivos necesitan los alimentos, porque dan fuerza y energía para realizar distintas actividades.

> **FRUTAS:** es un fruto de algunas plantas y árboles, que se puede comer y tienen semillas en su interior.

Damasco: es una fruta de forma redonda más pequeña que el durazno. Su cáscara es de color naranja y es aterciopelada. Su pulpa es naranja y dulce.

Durazno: es una fruta de forma redonda. Su cáscara es delgada, amarillenta y puede ser lisa o aterciopelada. Su pulpa es blanca, dulce y jugosa.

Ciruela: es una fruta de forma redonda. Su cáscara es delgada, lisa y puede ser de color morado, verde o amarillo. Su pulpa es amarillenta, agridulce y jugosa.

Manzana: es una fruta de forma redondeada y en los extremos un poco hundida. Su cáscara es fina y puede ser de color verde, amarillo o rojo. Su pulpa es blanca y de sabor dulce.

Melón: es una fruta de tamaño grande y forma ovalada. Su cáscara es gruesa y puede ser lisa o surcada. Es de color verde o amarillo. Su pulpa es blanca y de sabor dulce.

Naranja: es una fruta de forma redonda. Su cáscara es gruesa, rugosa y de color naranja. La pulpa está dividida en gajos, es muy jugosa y su sabor es agridulce.

Pera: es una fruta de forma ancha en la parte de abajo y delgada por la de arriba. Su cáscara es fina, lisa y puede ser de color verde o amarilla. Su pulpa es blanca, dulce y muy jugosa.

Pimentón: es una verdura de forma y tamaño variable. Es hueca y su superficie es lisa. Puede ser de color verde, rojo o amarillo

Piña: es una fruta de forma ovalada que termina en punta. Su cáscara es de color café y está formada por muchas piezas duras que están colocadas en forma de escamas. Su pulpa es blanca, dulce y no es jugosa.

Plátano: es una fruta de forma alargada y un poco curva. Su cáscara es lisa y de color amarillo. Su pulpa es de color blanco, es dulce y no es jugosa.

Sandía: es una fruta muy grande y de forma esférica. Su cáscara es gruesa y verde. Su pulpa es roja, muy dulce, jugosa y está llena de pepitas negras.

Tomate: es una fruta de forma redonda y color rojo. Su cáscara es lisa y brillante. La pulpa es muy jugosa.

Uva: es una fruta pequeña y de forma redonda u ovalada. Su cáscara es muy delgada y lisa. Su pulpa es jugosa. Junto a otras uvas forma racimos.

Zapallo: es una fruta grande que tiene una forma redonda. Tiene una cáscara dura. Su pulpa puede ser de color amarillo o naranja.

> **VERDURAS:** es una planta que no tiene semillas en su interior. Se puede comer cruda o cocida. Generalmente, se utilizan los tallos y las hojas.

Acelga: es una verdura que tiene hojas verdes y grandes. Al centro tiene un tallo grande y grueso de color blancuzco.

Cebolla: es una verdura de forma ovalada que está formada por capas blancas y jugosas. Su cáscara es de color café y su olor es fuerte.

Choclo: es una verdura constituida por un pequeño maíz cuya forma es redondeada y de color amarillo. Están en conjunto en una coronta.

Coliflor: es una verdura de forma redonda y blanca. No tiene cáscara y está rodeada de gruesas hojas verdes.

Espinaca: es una verdura con hojas verdes y rugosas. Las hojas están unidas por un tallo rojizo.

Lechuga: es una verdura de hojas grandes y verdes. Las hojas inferiores están agrupadas y en su centro nace un tallo.

Papas: es una verdura de forma redonda y un poco alargada. Su cáscara es de color café y su pulpa es blanca.

Repollo: es una verdura con hojas muy anchas y arrugadas. Puede ser de color blanco o amarillo. Las hojas están tan unidas y apretadas entre sí que forman una especie de pelota.

> **ALIMENTOS DERIVADOS DE LOS ANIMALES:** son alimentos que pueden ser líquidos o sólidos, originados en los animales.

Carne: es un alimento que corresponde a diferentes partes de animales como: vacas, corderos o chanchos.

Huevos: es un alimento de forma ovalada que está constituido por la yema y la clara. Tiene una cáscara que lo protege, que generalmente es de color blanco. Las gallinas ponen los huevos.

Leche: es un alimento líquido y blanco que se origina de las mamas de las vacas, las cabras o las ovejas.

Pescado: es un alimento que corresponde a la carne del pez.

Pollo: alimento que corresponde a la carne del pollo, que generalmente se come en el almuerzo o en la cena.

Queso: es un alimento que se obtiene de la leche cuajada. Puede tener diferentes formas y generalmente es de color blanco o amarillo.

> **LEGUMBRES:** es un alimento que corresponde a una semilla de las plantas de la familia de las leguminosas.

Garbanzos: es un alimento que corresponde a una semilla de tamaño pequeño, forma redondeada y de color amarillento.

Lentejas: es un alimento que corresponde a un grano pequeño de forma redondeada y color café.

Porotos: es un alimento que corresponde a una semilla de tamaño pequeño y redondo. Su color puede ser café o blanco.

> **GRANOS:** es un alimento que corresponde a semillas que provienen de los cereales.

Arroz: es un alimento que corresponde a un grano alargado de color blanquecino.

Cuscús: es un alimento que consiste en granos de sémola de trigo duro. Es de color amarillo.

Maní: alimento de tamaño pequeño con cáscara dura cuyas semillas se comen secas y tostadas.

Quinoa: es un alimento que está formado por granos de color cafesoso.

> **OTROS ALIMENTOS**: son alimentos de consumo frecuente.

Pastas: es un alimento formado por una masa. La masa se hace con agua y harina. Puede ser de distintas formas y generalmente son blancas.

Galleta: es un alimento que se hace con harina, huevo y mantequilla. Generalmente es plana y dura.

Hamburguesa: es un alimento que consiste en un pan blando y redondo. Generalmente sus ingredientes son carne, tomate, cebolla, queso, kétchup y mostaza.

Mermelada: es un alimento que consiste en una conserva dulce. Se elabora cociendo algún tipo de fruta con un poco de agua y con azúcar. Puede ser de diferentes colores, es dulce y muy pegajosa.

Queque: es un alimento blando que se prepara a partir de una masa que se hace con harina, leche, huevos, azúcar y levadura.

Pan: alimento que se elabora con una mezcla de harina, generalmente de trigo, agua, sal y levadura. Es blando y puede tener formas y tamaños distintos.

Papas fritas: es un alimento que consiste en papas cortadas de diferentes formas que están fritas en mucho aceite.

Puré: es un alimento que se hace aplastando, machacando y triturando diversos ingredientes. Se logra una pasta blanda. Generalmente es de papas.

Sal: es un alimento que consiste en una sustancia blanca de sabor salado.

Salsa: es un alimento que consiste en una mezcla de diversos ingredientes. Su consistencia es líquida o semilíquida. Puede ser fría o caliente.

★ Definiciones de la categoría Partes del cuerpo humano

PARTES DEL CUERPO:

Son partes que forman el cuerpo. Tienen distintas formas y funciones. Cada una de ellas tiene una ubicación definida en el cuerpo.

Boca: es una parte del cuerpo que está ubicada en la parte inferior de la cara. Está formada por una cavidad que va desde los labios hasta la garganta. En la boca se encuentran la lengua y los dientes. Sirve para alimentarse.

Brazo: es una parte del cuerpo que va desde el hombro hasta el final de la mano.

Cadera: son las partes salientes de cada lado del cuerpo. Están formadas por los huesos superiores de la pelvis y se ubican debajo de la cintura.

Cara: es la parte del cuerpo ubicada en la parte anterior de la cabeza. En ella están la boca, los ojos, la nariz y las orejas.

Ceja: es una parte del cuerpo que consiste en una porción pelosa que está encima del ojo. Sirve para proteger al ojo del sudor.

Codo: es una parte del cuerpo que corresponde a una articulación[3] formada por tres huesos que junta el brazo con el antebrazo (parte del brazo que va desde el codo hasta la muñeca). Permite doblar y estirar el brazo.

Cuello: es la parte del cuerpo que une la cabeza con el tronco[4]. Sostiene la cabeza.

---

3   Articulación: diferentes elementos se combinan, dando cierta libertad a cada uno de ellos. Esto produce que se puedan mover.

4   Tronco: es una de las partes del cuerpo. En su parte superior se encuentra la cabeza, y de sus lados arrancan los miembros superiores o torácicos arriba, y los miembros inferiores o pelvianos abajo.

Dedos: son partes del cuerpo que se ubican en las extremidades de las manos y de los pies. En cada mano y cada pie hay cinco dedos.

Dientes: son partes del cuerpo que corresponden a huesos con filo que se ubican en la boca. Permiten cortar y masticar los alimentos.

Guata: es una parte del cuerpo que es un espacio cubierto de piel ubicado en la parte superior del cuerpo. Cuando las personas están gordas se nota más.

Hombros: son las partes del cuerpo que unen el brazo con el tronco.

Labios: son partes del cuerpo que corresponden a las partes externas, carnosas y movibles de la boca. Cubren los dientes y ayudan a decir algunos sonidos del habla.

Lengua: es una parte del cuerpo que corresponde a un órgano muy movible que está dentro de la boca. Ayuda a la alimentación y a la producción de los sonidos del habla.

Mano: parte del cuerpo humano que va desde la muñeca hasta la punta de los dedos.

Muñeca: es una parte del cuerpo que corresponde a la porción del brazo que une al brazo con la mano.

Nariz: es una parte del cuerpo que está ubicada en la cara entre los ojos y la boca. Tiene dos orificios que permiten respirar y oler.

Ojos: son partes del cuerpo de forma circular que se ubican en la cara. Sirven para ver todas las cosas del mundo.

Orejas: son una parte del cuerpo que se ubica en los extremos de la cara. Sirven para oír todos los sonidos y ruidos.

Pecho: es la parte superior del tronco del cuerpo, que va desde el cuello hasta la guata.

Pelo: es una parte del cuerpo que aparece en varias partes del cuerpo pero es más abundante en la cabeza. Sirve para proteger la cabeza.

Pestañas: son partes del cuerpo que corresponden a cada uno de los pelos que hay en los bordes de los párpados del ojo. Protegen el ojo de elementos extraños procedentes del exterior.

Pierna: es una parte del cuerpo que va desde el tronco hasta el pie. Sirven para que las personas estén paradas o se puedan mover.

Pie: es una parte del cuerpo que va desde el tobillo hasta la punta de los dedos. Sirve principalmente para caminar.

Pómulos: es una parte del cuerpo que corresponde al hueso que sobresale en cada una de las mejillas.

Rodilla: es una de las partes de la pierna constituida por la articulación que permite estirar y doblar las piernas.

Tobillo: es una parte del cuerpo que consiste en una articulación que une la pierna con los huesos del pie.

Uñas: son partes del cuerpo que consisten en láminas[5] que cubren las partes finales de los dedos de las manos y de los pies.

5　Lámina: es algo muy delgado que tiene una superficie más grande que su espesor.

★ Definiciones de la categoría Medios de transporte

MEDIOS DE TRANSPORTE:

Son los medios a través de los cuales las personas o los objetos se trasladan de un lugar a otro. Existen tres tipos de medios de transporte: acuáticos, terrestres y aéreos.

> **MEDIOS DE TRANSPORTE ACUÁTICOS**: son medios de transporte que trasladan personas u objetos de un lugar a otro a través del agua.

> **Barco:** medio de transporte con motor que se desplaza por el agua. Puede trasladar a una gran cantidad de personas.

> **Bote:** medio de transporte que se desplaza por el agua. Generalmente, es de madera y permite trasladar a un grupo pequeño de personas.

> **Lancha:** es un medio de transporte que tiene la forma de un barco pero es más pequeña y no tiene cubierta. Se utiliza para transportar personas u objetos.

> **Submarino:** es un medio de transporte que puede navegar bajo el agua. Se utiliza especialmente en la guerra.

> **Velero:** medio de transporte que se mueve mediante una o varias velas.

> **Yate:** medio de transporte que se utiliza para recreación de las personas. Puede funcionar con motor o a vela. En la mayoría de los casos es un medio de transporte lujoso.

> **MEDIOS DE TRANSPORTE TERRESTRES:** es un medio de transporte que traslada personas u objetos a través de la superficie terrestre.

> **Auto:** medio de transporte de cuatro ruedas que permite transportar personas. Su capacidad máxima es de nueve asientos.

Bicicleta: medio de transporte que tiene dos ruedas, un manubrio en la parte delantera, un asiento y dos pedales. Las personas la utilizan para recreación y para trasladarse al trabajo.

Camión: medio de transporte grande y potente. Tiene una cabina y una gran caja o depósito. Se utiliza para transportar objetos pesados por carretera.

Metro: es un medio de transporte subterráneo utilizado en las grandes ciudades para unir diversas zonas. Se parece mucho a un tren. Sirve para transportar a gran cantidad de personas.

Moto: medio de transporte parecido a una bicicleta pero tiene motor. Tiene una plataforma inferior en la que el conductor apoya los pies. Puede transportar a una o dos personas.

Tren: medio de transporte que está formado por una locomotora y una serie de vagones. Para moverse requiere de rieles. Puede transportar personas u objetos.

› **MEDIOS DE TRANSPORTE AÉREOS:** son medios de transporte que trasladan a personas u objetos de un lugar a otro a través del aire.

Avión: es un medio de transporte que puede desplazarse por el aire porque tiene motor y alas. Puede transportar a muchas personas y objetos.

Cohete: medio de transporte que se desplaza por el aire. Está formado por un motor de reacción que no necesita aire para la combustión. Se utiliza para el transporte de satélites.

Helicóptero: es un medio de transporte que tiene una gran hélice en su parte superior y una hélice más pequeña en su cola. Se eleva y aterriza de manera vertical. Además, puede aterrizar en lugares donde no hay pista de aterrizaje, por eso se usa en zonas congestionadas o aisladas.

✱ Definiciones de la categoría Instrumentos musicales

INSTRUMENTOS MUSICALES:

Son objetos cuyo fin es producir música. Se clasifican en instrumentos de viento, instrumentos de cuerda e instrumentos de percusión.

❯ **INSTRUMENTOS DE CUERDA:** son instrumentos que producen sonidos por medio de las vibraciones de una o más cuerdas.

Arpa: instrumento musical de cuerda. Tiene un gran tamaño, su forma es más o menos triangular y sus cuerdas se ubican en forma vertical. Es un instrumento que se apoya en el suelo.

Guitarra: instrumento musical formado por una caja hueca de madera con un agujero circular en el centro y un brazo a lo largo del cual se prolongan las cuerdas.

Piano: instrumento musical que a partir de un teclado presiona cuerdas que originan el sonido. Tiene pedales que permiten cambiar la intensidad del sonido.

Violín: instrumento musical de cuerda con una forma parecida a la guitarra. Su tamaño es mucho más pequeño. Está compuesto de cuatro cuerdas. Se utiliza un arco para frotar las cuerdas, lo que da el sonido.

Viola: instrumento musical parecido al violín, pero de mayor tamaño. Tiene un tono más grave. Se utiliza un arco para frotar sus cuerdas, lo que da el sonido.

❯ **INSTRUMENTOS DE VIENTO:** son instrumentos que producen el sonido por la vibración del viento y de la masa de aire en su interior, sin necesidad de cuerdas o membranas porque solo requiere del uso del viento.

Flauta: instrumento musical formado por un tubo cilíndrico con agujeros.

Quena: instrumento musical de caña parecido a una flauta. Se usa en algunas partes de América del Sur, especialmente en los Andes.

Trompeta: instrumento musical formado por un tubo largo que se ensancha gradualmente. En la parte central tiene tres válvulas. Produce un sonido fuerte y agudo. Se toca soplando y se modifican las notas tocando de manera diferenciada sus tres válvulas.

> **INSTRUMENTOS DE PERCUSIÓN:** es un tipo de instrumento musical cuyo sonido se origina al ser golpeado o agitado.

Batería: es un conjunto de instrumentos musicales. Tiene platillos, bombo, caja, pedales.

Bombo: es un instrumento musical que consiste en un tambor muy grande. Tiene un timbre muy grave.

Platillos: es un instrumento musical formado por dos discos circulares de metal.

Tambor: es un instrumento musical que tiene una caja de resonancia de forma cilíndrica. La abertura de la caja está cubierta por una membrana llamada parche.

Triángulos: es un instrumento musical que tiene forma de triángulo. Es de metal y tiene un cordel atado al vértice superior.

★ Definiciones de la categoría Oficios

OFICIOS:

Es una actividad que es remunerada y que requiere de estudios formales o informales.

Carpintero: es una persona cuyo oficio es fabricar o arreglar objetos. Generalmente, trabaja en un taller.

Doctor: es una persona cuyo oficio es curar a las personas. Generalmente, trabaja en un hospital o clínica.

Electricista: es una persona cuyo oficio es arreglar e instalar la electricidad de una casa u otro tipo de construcción.

Gásfiter: es una persona cuyo oficio es arreglar cañerías y artefactos sanitarios de una casa u otro tipo de construcción.

Pintor: es una persona cuyo oficio es pintar la superficie de una casa u otro tipo de construcción.

Profesor: es una persona cuyo oficio es enseñar a otras personas. Generalmente, trabaja en una escuela o colegio.

Ejemplo de ilustraciones de las categorías[6]

---

6   Para descargar el set completo de láminas debe ingresar al siguiente sitio:
     http://www.ciae.uchile.cl/index.php?page=view_recursos_ciae&id=396&langSite=es

CATEGORÍA ANIMALES

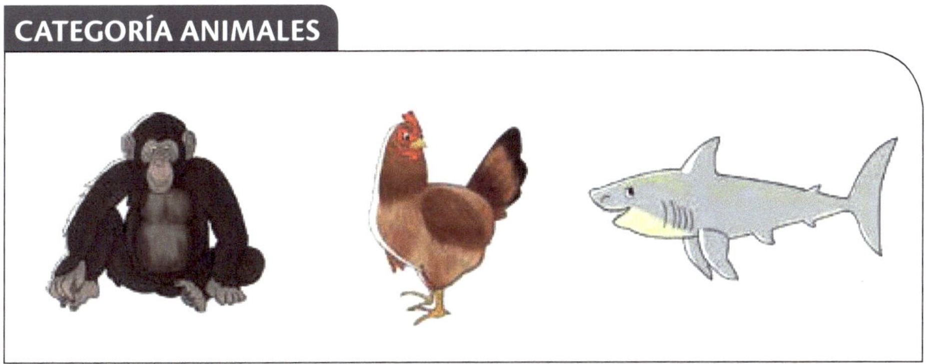

CATEGORÍA VESTIMENTAS

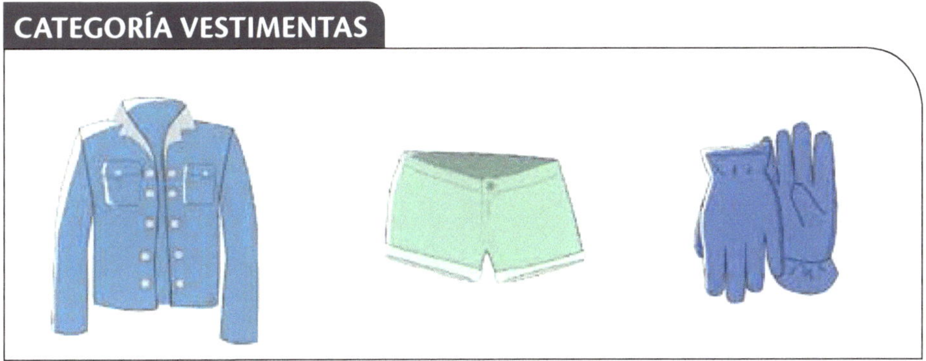

CATEGORÍA ALIMENTOS

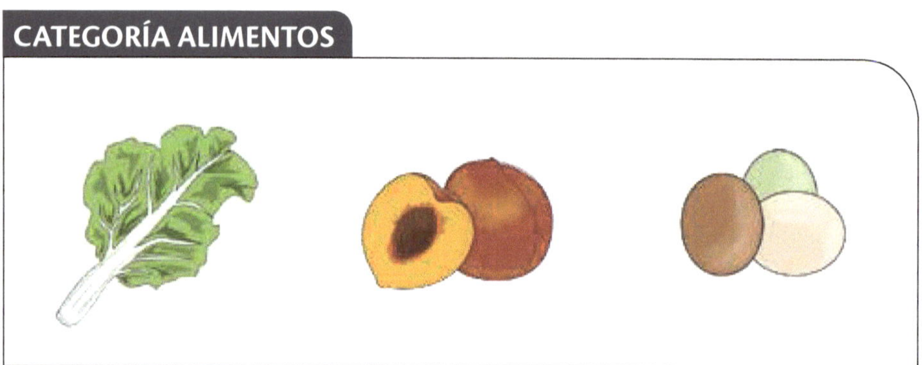

CATEGORÍA PARTES DEL CUERPO

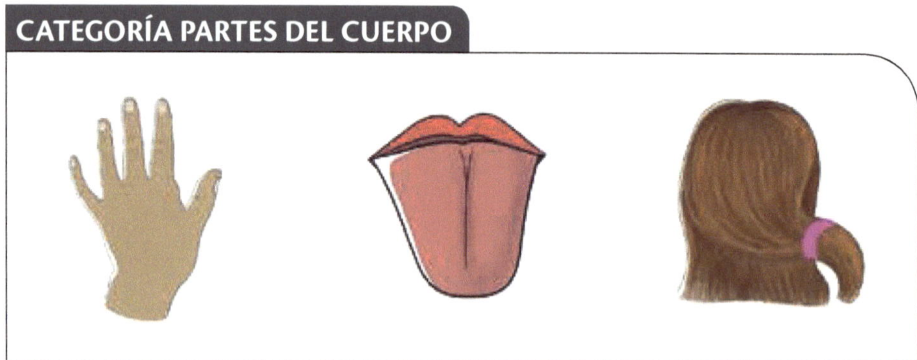

CATEGORÍA INSTRUMENTOS MUSICALES

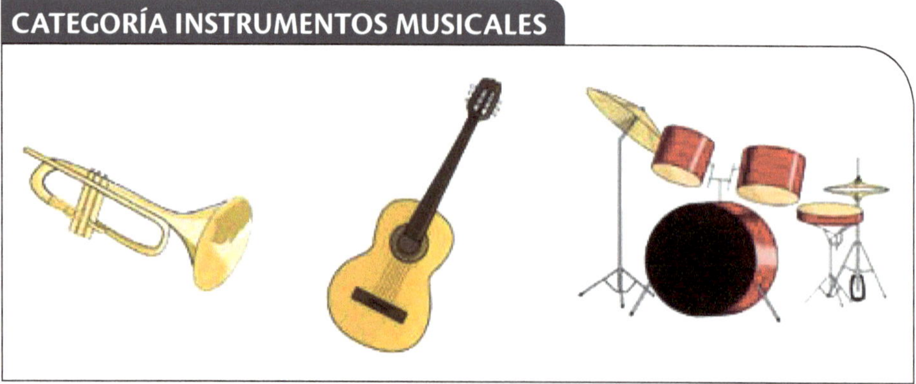

CATEGORÍA MEDIOS DE TRANSPORTE

CATEGORÍA OFICIOS

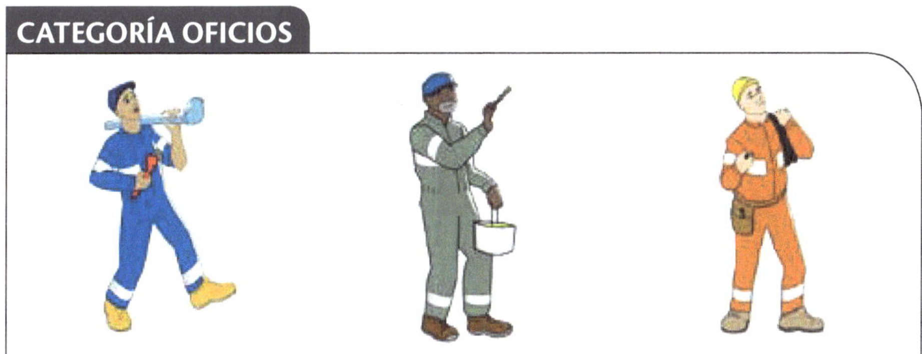

ANEXO III

Sugerencias para estimular las partículas interrogativas

★ Estrategias para que los niños comprendan oraciones con partículas interrogativas

Las oraciones con partículas interrogativas son aquellas que preguntan sobre algún elemento de la oración. Por ejemplo sobre el sujeto o el complemento circunstancial de lugar. Se denominan también "oraciones interrogativas parciales" y van al comienzo de la interrogación.

En el desarrollo de este tipo de oraciones las primeras interrogativas que usan los niños, alrededor de los dos años, son las del tipo ¿qué? y ¿dónde? Cerca del tercer año de vida empiezan a aparecer partículas interrogativas del tipo ¿quién? y ¿cómo? Más tarde los niños comienzan a usar las interrogativas ¿por qué? y ¿cuándo? (Serrat y Capdevila, 2001).

★ Partículas interrogativas

¿Quién?	❯	Pregunta por persona
¿Qué?	❯	Pregunta por animales o cosas
¿Cuál?	❯	Pregunta por cualidad o estado de personas o cosas
¿Cuánto?	❯	Pregunta por cantidad, número o grado
¿Dónde?	❯	Pregunta por circunstancia de lugar
¿Cuándo?	❯	Pregunta por circunstancia de tiempo
¿Cómo?	❯	Pregunta por circunstancia de modo (de qué modo o de qué manera)

★ Ejemplos para trabajar las partículas interrogativas

El objetivo es que el niño se dé cuenta que cada una de las partículas está preguntando sobre aspectos distintos.

Se recomienda hacer énfasis prosódico en la partícula interrogativa, es decir, remarcar la voz en la partícula correspondiente. Por ejemplo: ¿**<u>CÓMO</u>** es el gato?

EJEMPLO 1

Para trabajar las partículas

¿QUÉ?

¿CÓMO?

¿DÓNDE?

¿CUÁNTOS?

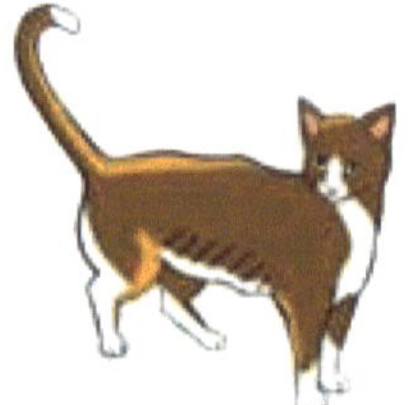

EJEMPLO de preguntas:

¿**Qué** es lo que está en la lámina?

¿**Qué** es el gato?

¿**Cómo** es el gato?

¿**Dónde** vive el gato?

¿**Cuántos** gatos hay en tu casa?

EJEMPLO 2

Para trabajar las partículas **¿QUÉ?** **¿QUIÉN?**

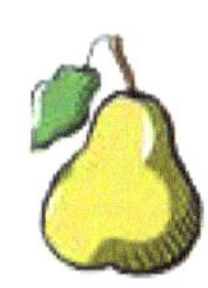 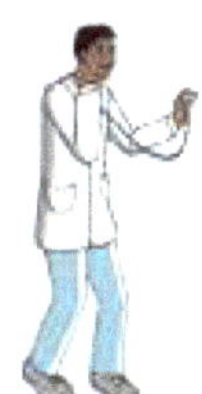

EJEMPLO de preguntas:

¿**Qué** se come?

¿**Quién** atiende a los enfermos?

EJEMPLO 3

Para trabajar la partícula **¿CÚAL?**

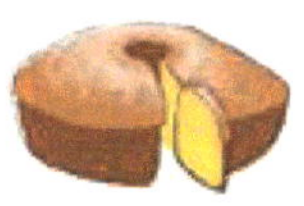 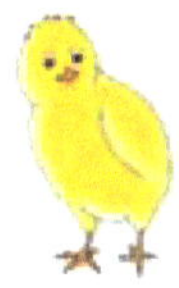

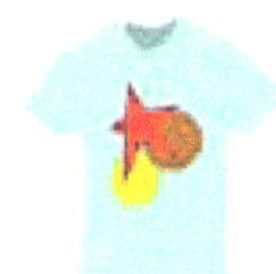 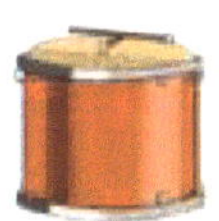

EJEMPLO de preguntas:

¿**Cuál** es amarillo?

¿**Cuál** se pone?

¿**Cuál** sirve para tocar?

¿**Cuál** se come?

EJEMPLO 4

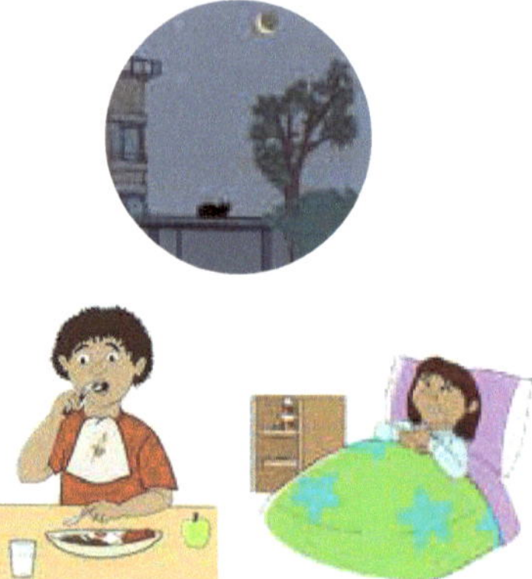

Para trabajar la partícula   **¿CUÁNDO?**

EJEMPLO de preguntas:

¿**Cuándo** duermes?

¿**Cuándo** te lavas los dientes?

¿**Cuándo** vas al doctor?

www.ingramcontent.com/pod-product-compliance
Lightning Source LLC
Chambersburg PA
CBHW041958110726
48006CB00004B/929